JN014199

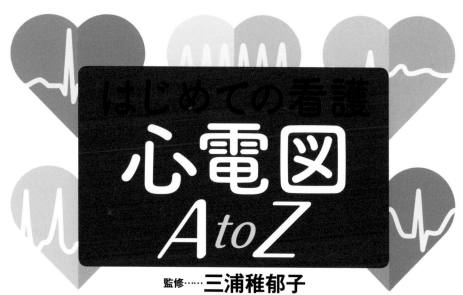

はじめての看護

心電図
A to Z

監修……**三浦稚郁子**
公益社団法人地域医療振興協会　地域看護介護部次長

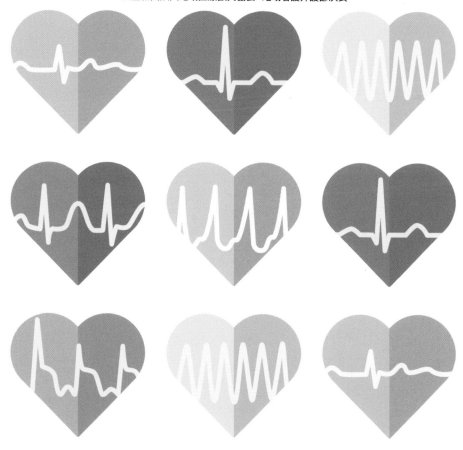

サイオ出版

▊はじめに

　私達の身体は、膨大な細胞群から構成されて機能しています。それらの細胞に栄養や酸素を供給している経路が、循環器系における血管系です。この血管系の中心になるのが心臓というポンプです。

　心臓が、豊富な酸素と栄養を含んだ血液を絶え間なく全身の細胞に供給することで、私達は、呼吸をすることや手足を自由に動かすこと、考えること、言葉を発することなどができます。

　従って、心臓の機能を知ることは循環器医療のみならず、すべての医療にとって必要不可欠なのです。この心臓の機能を最も簡単に知ることができるのが、心電図です。

　心電図には、モニター心電図と、12誘導心電図があります。モニター心電図は、集中治療室のみならず、循環器の病棟にも必須のアイテムです。さらに、心疾患に限らず、どのような疾患でも、その病態が悪化すると心電図モニターをつけます。

　しかし、心電図モニターの警報が鳴るたびにあわててしまったり、不整脈が出ていても、それがどんな不整脈なのか分からなかったなどの経験から、新人看護師さんからは心電図は難しい、分からないという声が聞かれます。

　重症不整脈は、たった数秒間の見落としでも、患者の生命を危機的な状態に陥れます。また、循環動態にそれほど影響はなくても、不整脈による動悸感などの不快な症状は、長時間持続すると患者に死への恐怖心を与えます。

　こうした重症不整脈の早期発見とその対応、動悸など不快な自覚症状のある不整脈への対応、狭心症患者の心電図モニターの観察による狭心症発作の早期発見と対応——。これらは、常に患者の最も近くにいて、患者の訴えを聞いたり、心電図モニターを観察している看護師に課せられた大きな役割です。

　本書は、分かりにくいと思われがちな心電図を、基礎から簡単に学ぶことができるように、図や絵を中心に解説しています。さらに、日常でよく見かける簡単な不整脈から重症不整脈まで、それぞれの見方や、対応の仕方、そして疾患別の心電図の特徴や対応の仕方までを、実践的な視点から分かりやすく紹介しています。また、それぞれにコラムとして、ちょっとした観察のためのポイントや豆知識なども盛り込まれています。

　本書を読むことで、皆さんが、不整脈や心疾患を持つ患者さんに対して、自信をもってケアできるようになれば幸いです。

公益社団法人地域医療振興協会地域看護介護部次長

三浦稚郁子

▍本書の使い方

心臓病や高血圧を持つ患者さんは、増加の一途をたどっています。臨床では、心電図を読む力がますます求められています。

しかし、「心電図は難しい」という先入観のために勉強が進まなかったり、「テキストは買ったものの、どこから手をつけていいか分からない」と途中で投げ出してしまう人が少なくないようです。

この本は、そんな学生や新人ナースのための心電図入門書です。心電図の本は医師の手によるものが多いですが、本書は、先輩ナースが臨床現場で新人に指導している内容や方法をもとに、覚え方やコツをまとめています。

本書はどこから読んでもわかりやすいようになっていますが、できればまず1章を開き、心臓の働きを頭に入れることをお勧めします。心電図波形と刺激の伝わり方を、心臓のポンプ機能と結びつけて理解できるように分かりやすく説明しました。

2章では、臨床でよく見かける19の不整脈を取り挙げました。波形の丸暗記ではなく、「なぜ、この波形になるのか」、「刺激の伝わり方はどうか」などを考えながら、理論的にマスターできるようになっています。

また、3章では、狭心症や心筋梗塞など、覚えておきたい心疾患の基礎知識と心電図の読み方を説明しています。4章では多くの看護師が苦手意識を持っているペースメーカー心電図について説明しています。

疑問が出てきた時は、1章に戻って心臓の働きを復習しましょう。もし、途中で投げ出したくなったら、思い切って読み飛ばし、次に進んでもかまいません。臨床の場で、新人ナースに最初に求められるのは、心室頻拍（VT）や心室細動（VF）など、生命にかかわる危険な心電図を読みとる力です。それらをマスターする前に心電図の勉強を投げ出すくらいなら、VTやVFから覚え、そのあと再び基本に立ち返るといった勉強法もあります。

このように繰り返し読み進めるうちに、心電図の仕組みから臨床で見られる心電図の診断まで、いつのまにか理解できるはずです。さあ、苦手意識を捨て、一緒に勉強していきましょう。

Contents

Chapter ❶ 心電図の基本

Chapter ❷ 不整脈と心電図

Chapter ❸ 心疾患と心電図

Chapter ❹ ペースメーカー心電図

付 録

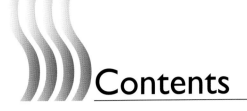
Contents

構成・文／渥美京子

表紙デザイン／メデューム
本文デザイン・レイアウト／ティーエスエヌ、メデューム
本文イラスト／鈴木弘子、記村隆鶴、熊澤慶、彩考、日本グラフィックス、さぼてん

ココを マスター

コラム

Chapter ❶ 心電図の基本

心電図は怖くない

　心電図と聞いただけで「複雑で難しそう」という先入観を持っていませんか。確かに心電図の知識は簡単なものではありません。しかし、基本になるポイントをしっかり押さえれば、理解はさほど困難ではありません。

　臨床では、不整脈の心電図波形は、ナースの観察によって発見されることが多く、ナースにはその変化を正しく読み取り、迅速かつ適切に対応する能力が求められます。循環器の専門病棟のみならず、一般外来や病棟、診療所などにも高齢で高血圧や心臓病、不整脈を持った人がたくさんいます。心電図や心電図モニターを見なければならないような患者は、どんどん増えているのです。

　また最近、死亡原因のなかで、心疾患は増加の一途をたどっています。「目の前で、患者が突然、心筋梗塞を起こす」といった事態に出くわすこともないとはいえません。ナースも心電図の基本知識を持って患者の状態を判断できることがますます重要になってきます。こうしたことを踏まえたうえで、早速心電図の話に入っていくことにします。

　心臓はいわば「電気仕掛けのポンプ」です。心臓は自ら弱い電流を流すことで、収縮と拡張を繰り返し、拍動して、全身の臓器に酸素を含んだ血液を供給しています。それを体外から感知して記録する機器が心電計であり、それを記録した波形が心電図です。心臓に何か疾患があると、波形に異常が出ます。心電図は、心臓の拍動が正常かどうか、心筋の状態が正常かどうかの2点を推測するために有効な材料なのです。

　これらを念頭に置いたうえで、心電図マスターのために必要な基本的知識は次の4つです。

　　　心臓のポンプ機能と自動能
　　　心臓の刺激伝導系
　　　正常心電図波形
　　　モニター心電図と12誘導心電図

それでは、順を追ってみていくことにしましょう。

心臓のポンプ機能と自動能

Point!

- 心臓は自動能という特殊な能力を持っている。
- 心筋は収縮と弛緩を繰り返し、血液を循環させている（ポンプ機能）。

■心臓の構造■

まずは、心臓の仕組みを理解することから始めましょう。

心臓は、収縮して内部の血液を動脈に押し出し、拡張して静脈から血液を受け入れる、ポンプの役割を担っています。心臓がこのように収縮と拡張を繰り返すことによって、身体の隅々まで血液が行きわたります。これにより、脳や腎臓、肝臓、肺、骨や皮膚などにたくさんの酸素を送り込むことが可能になります。

下図は心臓の構造です。心臓は、2つの心房と2つの心室から構成され、それぞれ動脈または静脈に連絡しています。

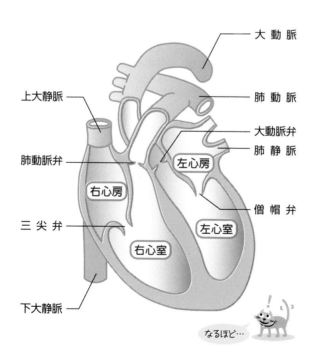

なるほど…

■ 血液の流れ ■

　下図は、心臓の内部を血液がどのように流れているかを表したものです。黒は静脈血、赤は動脈血を表します。

　肺で酸素を受け取った動脈血は、赤矢印のように肺静脈を通って心臓に入り、大動脈から全身に送り出されます。そして全身に酸素を供給すると、酸素の少ない静脈血になります。静脈血は、黒矢印のように上大静脈や下大静脈を通って心臓に戻ってきます。そして肺動脈を通って肺に送り出され、肺で酸素化され酸素を多く含む動脈血になります。そしてまた、肺静脈に注ぎ込むのです。

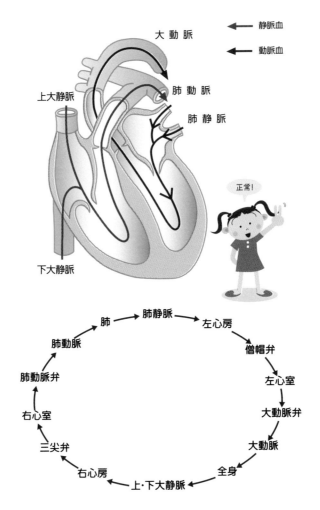

　これらをマスターしたうえで、心電図との関係で大切なことは次のポイントです。

Point!

● 心臓は自ら電気を発生し、その刺激によって心臓自体を収縮させて動かすという特殊な能力（自動能）を持っている。

■ 心臓の自動能によるポンプの機能 ■

　私達は通常、自分の意思で自由に手や足を曲げたり伸ばしたりすることができます。しかし心臓は、ちょっと止めてみようと思っても、自由にコントロールすることができない臓器です。

　心臓の筋肉は、多数の心筋細胞からできており、それぞれの心筋細胞は、小さいながらも自ら電気を発生する能力を持っています。この細胞の能力のことを**自動能**といいます。

　この電気刺激が心臓の電気の通り道に沿って伝わることで、心臓は収縮と拡張を繰り返してポンプの役割を果たすことで体内に血液を循環させることができます（**ポンプ機能**）。

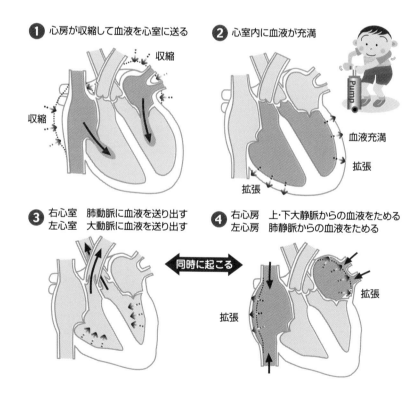

❶ 心房が収縮して血液を心室に送る　収縮　収縮

❷ 心室内に血液が充満　Pump　血液充満　拡張　拡張

❸ 右心室　肺動脈に血液を送り出す
　左心室　大動脈に血液を送り出す

← 同時に起こる →

❹ 右心房　上・下大静脈からの血液をためる
　左心房　肺静脈からの血液をためる
　拡張　拡張

　上図は、ポンプ機能の一連の流れを表したものです。

❶ 心房が収縮し、心室に血液が送られると、

❷ 心室が拡張して心室内に血液を充満させます。

❸ 血液がたまると心室が収縮し、右心室は肺に、左心室は全身に一気に血液を

送り出します。

❹ それと同時に心房は拡張し、右心房は上・下大静脈から、左心房は肺静脈からの血液をためることになります。

ここまでの流れをまとめると、心臓の働きについてのポイントは次のようになります。

Point!

- 心臓は多くの心筋細胞から成り、その心筋が収縮と弛緩を繰り返すことで、生命維持に必要な血液循環のポンプ機能を担っている。
- 心筋がポンプ機能を行うには、これを司っている電気的刺激が必要である。

では次に、心臓のポンプ機能を司る電気的刺激を心筋全体に伝える役割を持っている刺激伝導系について見ていくことにしましょう。

column

生活習慣病と心臓

病棟に入ると、高齢で、高血圧や心臓病、不整脈を持った患者が多いことに驚くことと思います。外来でも、循環器系の基礎疾患を持った患者はどんどん増えています。その背景には、生活習慣病が広がっているという現実があります。

生活習慣病とは、毎日のよくない生活習慣の積み重ねによってひき起こされる病気の総称です。三大生活習慣病と呼ばれるのは、「癌」「心臓病」「脳卒中」。この3つの病気が、日本人の死因の6割を占めています。そして、これらの病気に冒される危険性がもっとも高いのが50〜60代といわれます。

また、「肥満」「高血圧」「高脂血症」「糖尿病」は、「死の四重奏」と呼ばれます。これらの病気が互いに合併しやすく、しかも合併すると動脈硬化や心筋梗塞などをひき起こす危険が高くなるからです。

今後、心臓血管系の病気は増える一方だといわれています。それらの治療法の進歩はめざましいものがあり、同時に求められる看護も専門化しています。また、急性心筋梗塞のように、1分を争う迅速な対応が求められるケースもあります。

心臓の刺激伝導系

さて、ここからが心電図の成り立ちについての本題です。まず、心臓の刺激伝導系のポイントは2つです。

Point!

- 心臓は、ポンプ機能を行うために必要な電気的刺激を自ら発生する。
- 心臓は、発生した電気的刺激を心臓全体に速やかに伝えるための特殊心筋を持つ（刺激伝導系）。

前項で説明したように、心臓は自動能という特殊な働きを持っており、ポンプ機能を行うために自ら電気的刺激を発生しています。また、発生した電気を心臓全体に速やかに伝えるための特殊心筋を持っています。その通り道を**刺激伝導系**といいます。

刺激伝導系という言葉を聞いただけで「難しい」と苦手意識を持つ方が少なくないようですが、これは心電図マスターのために欠かせない知識ですから、しっかり頭に入れましょう。

刺激伝導系とは、**洞結節**から始まり、**結節間伝導路**（心房内で分岐する3経路の伝導路）→**房室結節**→**ヒス束**→**左脚／右脚**→**プルキンエ線維**を通って心室の心筋に至る、電気的興奮の伝導路をいいます。

まずはこの刺激伝導系の名称と順番を繰り返し暗唱し、しっかりと記憶してください。順番を覚えることが基本です。

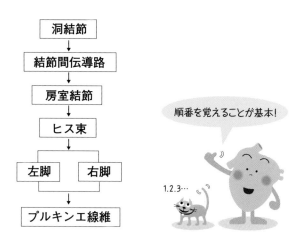

```
┌──────────┐
│  洞結節   │
└──────────┘
      ↓
┌──────────┐
│ 結節間伝導路 │
└──────────┘
      ↓
┌──────────┐
│  房室結節  │
└──────────┘
      ↓
┌──────────┐
│  ヒス束   │
└──────────┘
      ↓
┌──────┐ ┌──────┐
│ 左脚  │ │ 右脚  │
└──────┘ └──────┘
      ↓
┌──────────┐
│ プルキンエ線維 │
└──────────┘
```

順番を覚えることが基本！

1.2.3…

　下図は心臓の刺激伝導系を表したものです。それぞれの矢印に沿って指でなぞりながら、イメージを膨らませましょう。

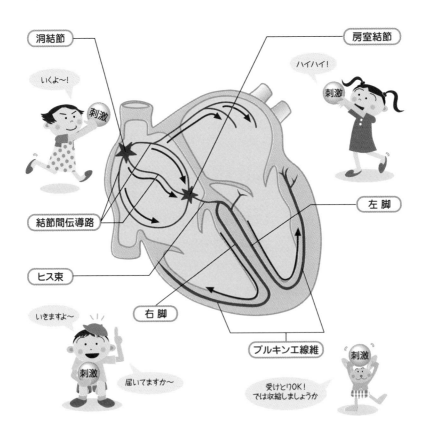

　正常な心臓では、心房にある洞結節から発生された電気的刺激が、心房内の結節間伝導路を伝わり、房室結節を経由して心室内を伝わり、心室筋の収縮を起こします。

　次に刺激伝導系を一つひとつみていくことにします。

■洞結節■

　右心房の上側に、**洞結節**という特殊心筋の集まりがあります。心臓の規則的なポンプ活動を起こす電気的刺激は、ここから発生します。自動能の元は、洞結節にあるのです。洞結節が音頭取りになって、そのリズムがスムーズに心臓全体に伝わっていくわけです。

■結節間伝導路・房室結節■

　洞結節からの刺激は、心房内の**結節間伝導路**（洞結節と房室結節をつなぐ線維）という場所を通り、心房内に興奮が伝わって心房の収縮が起きます。続いて房室結節に刺激が伝わります。房室結節は、心房と心室の境目に存在します。

　何らかの原因で、洞結節からの刺激が房室結節に伝わらない場合、この房室

結節自らが電気的刺激を出して心室に伝えます。これを第二次中枢の刺激といい、心臓収縮の安全機構と考えられています。

■ ヒス束・左右脚 ■

房室結節に続いて太い線維が心室中隔の上部につながっています。これがヒス束です。ヒス束は、その後、右脚と左脚に分かれて右心室、左心室のプルキンエ線維につながります。

■ プルキンエ線維 ■

左脚、右脚に伝わった刺激がプルキンエ線維に伝わると、心室内に興奮が伝わって心室の収縮が起きます。ここが刺激伝導系の終末部です。このプルキンエ線維細胞は心室に広く分布しています。何らかの原因で第二次中枢からも刺激が発生しない場合は、プルキンエ線維が第三次中枢として刺激を発生させます。

---

column

心電図、何から勉強する？

心電図の本の多くは、「基礎」を学んでから「応用」という流れになっています。刺激伝導系の説明があり、正常心電図を覚え、それから不整脈の心電図が次々に出てきます。基礎をマスターして次に進むのは正しい学び方である反面、途中でつまずいて「もう、やーめた」と投げ出してしまう人も少なくないようです。時には、思い切って読み飛ばし、次に進んでみましょう。先輩ナースはこうアドバイスします。

「頑張って、1から全部覚えようとあせると、ますます迷路にはまります。そんな時は、自分が病棟にいると仮定し、何に注意すべきかと考えながら勉強してみましょう。例えば、モニターをつけているのは重症患者で、怖いのは容態の急変。ですから、生命に係わる危険な心電図が読めれば、最初は何とか対応できます」

心室性頻拍（VT）（→p74参照）や心室細動（Vf）（→p79参照）といった重篤なケースほど、心電図にはっきりとした変化が出るので覚えやすいかもしれません。しかしこれらは、本では不整脈の章の終わり頃に出てきます。そこにたどりつく前に投げ出すくらいなら、心室性頻拍や心室細動から覚えてもよいのです。

「新人ナースに求めることは、複雑な心電図の解析ではなく、生命に係わる危険な心電図が分かる力。ただし、『異常』がわかるためには、『正常な状態』を理解しなくてはいけません。ひとつ学ぶごとに、正常心電図や刺激伝導系など基本に立ち返ってみるといいでしょう」

心電図の種類

■ 心筋の電気的変化を波形として記録したのが心電図 ■

　洞結節から発生した電気刺激は、刺激伝導系を介して心臓の各部に伝わっていきます。その過程で発生する微弱な電気信号を、体表面につけた電極から検出し、波形として記録するのが心電図です。波形に乱れがあるということは、電気刺激がきちんと伝わっていない状態、つまり心臓に何らかの障害が発生している状態を表します。簡単な検査で豊富な情報が得られる心電図は、心臓疾患の診断や、その病態の把握に欠かせないものです。

■ 標準12誘導心電図

　心電図にはいろいろな種類があります。まず基本になるのは、「標準12誘導心電図」です。ベッドに横たわった安静な状態で、胸や手足に電極をつけ、そのままの状態で測定します。不整脈や虚血性心疾患は、それぞれ特有の波形を示すため、疾患を鑑別することができます（標準12誘導心電図の基礎知識 →p128参照）。

● 標準12誘導心電図と電極

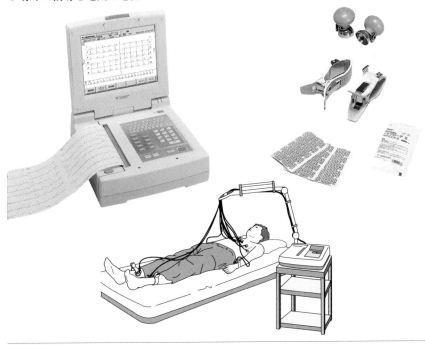

心電計はコードなどをきちんと整理し、常に使用可能な状態にしておく。写真の電極は、上から吸盤式、ファクトクリップ式、シール式。

■モニター心電図

　モニター心電図は一般病棟や集中治療室などで、心臓に異常がある、もしく
は異常が起こる可能性が高い患者の心電図を観察するため、長期間にわたって
連続してつけるものです。

　標準12誘導心電図やホルター心電図などが「診断」を目的にしているのとは
違い、モニター心電図は異常を早期発見するためのものです。病棟においてモ
ニター心電図で異常が見られたときは、標準12誘導心電図をとり、診断や病態
把握を行います。(モニター心電図の基礎知識→p27参照)。

■ホルター心電図

　不整脈にしても狭心症にしても、何らかの症状が起きている時でなければ心
電図変化は現れません。病棟に入院している患者であれば、不整脈や狭心症
(→p126参照)の発作が起きたらすぐに標準12誘導心電図をとり、診断や病態
把握をすることができますが、外来の患者は診察時に発作を起こしているとは
限りません。

　そこで用いられるのが、24時間以上にわたって連続記録するタイプの「**ホル
ター心電図**」です。ホルター心電図は、小さな装置を携帯することで、日常生
活における心電図を24時間以上にわたって連続記録することができます。その
後、コンピュータで再生・解析し、診断します。最高、最低心拍数や不整脈の
種類、数、発生時間や心拍数との関係、ST部分の低下または上昇と、時間的
関係や運動との関係を検討し、不整脈の診断をすることができます。

　ホルター心電図の普及で、心電図変化をとらえる可能性は飛躍的に高まりま
した。

　また最近では、心臓に何か変化があった時のみ作動する、「**イベントホルター
心電図**」も普及しつつあります。イベントホルター心電図も携帯式で、異常が
あった時に自分で心電図をとることができ、24時間いつでも計測が可能です。

● ホルター心電図

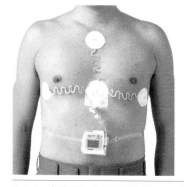
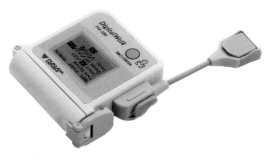

ホルター心電図は、24時間以上にわたって心電図を連続記録する。左は装着した状態。

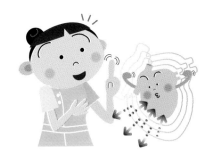

▊運動負荷心電図

　また、一定の運動をしてから心電図を測定する方法も用いられます。これが「**運動負荷心電図**」です。運動負荷心電図は、安静時の心電図では診断できない心疾患を、運動によって誘発しようとする心電図です。二段の階段を一定時間昇り降りしたあとに心電図をとる「**マスター二段階テスト**」や、ベルトの上を歩くことで運動負荷をかける「**トレッドミル検査**」、固定した自転車のペダルを踏み、主に下肢に負荷をかける「**エルゴメーター検査**」などがあります。

● **マスター二段階テスト、トレッドミル検査、エルゴメーター検査**

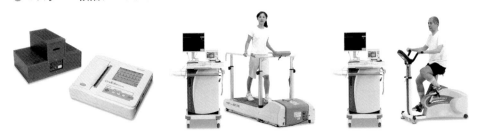

運動負荷心電図では、様々な運動をして心臓にあえて負荷をかける。

I

column

アーティファクト

　心電図の記録中に、何らかの原因で部屋の電流が患者の体にノイズになって流れ込み、心電図の基線を乱すことがあります。いわゆる「交流障害」です。

　このように、心臓の電気刺激以外の電気的な変化が心電図上に表れることをアーティファクトと呼んでいます。ちなみに、アーティファクトは「人工産物」もしくは「ノイズ」という意味です。

　予防策としては、電気器具のコンセントを抜く、静電気防止を予防するなどが挙げられます。

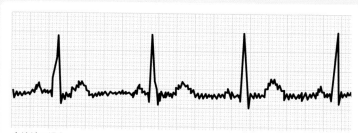

交流波の混入

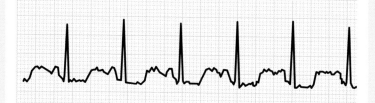

患者の体動

標準12誘導心電図の基礎知識

　標準12誘導心電図は、心臓を12の方向から眺め、12通りの電気の流れを心電計で記録したものです。このため12通りの波形が得られます。

　「なぜ12も波形があるの」と思われるかもしれませんが、これはビデオカメラに例えると分かりやすいかもしれません。ある光景を、1つのビデオカメラで撮影するより、12方向から撮影したほうが、見落としが少ないというわけです。つまり、標準12誘導心電図は、心臓を12の方向から見ることで、どこに異常があるかを把握し、心疾患を鑑別することにつながるのです。

　12誘導は四肢誘導と胸部誘導とに分かれます。

　四肢誘導は、心臓を上下左右から見たものです。I、II、III、aV_R、aV_L、aV_Fの6誘導です。一方、胸部誘導は、心臓を正面から見たものです。V_1、V_2、V_3、V_4、V_5、V_6とこちらも6誘導あります。

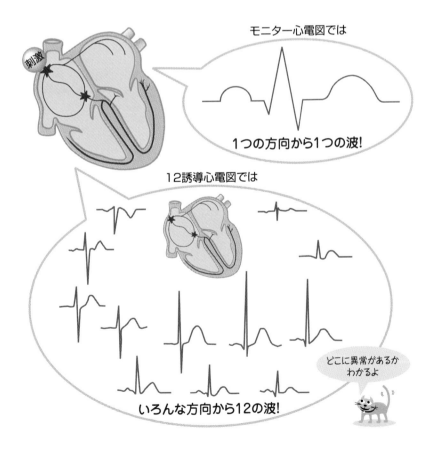

モニター心電図では

1つの方向から1つの波!

12誘導心電図では

いろんな方向から12の波!

どこに異常があるかわかるよ

● 標準12誘導心電図の波形

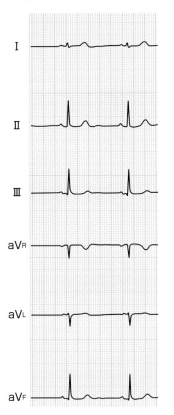

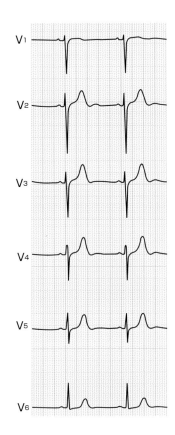

I

標準12誘導心電図の基礎知識

■四肢誘導■

　四肢誘導は、6誘導ありますが、誘導方法は双極誘導と単極誘導の2種類があります。

〈双極誘導〉

　四肢につけた4つの電極のうち、黒電極は、アース電極ですので、誘導に使用する電極は、赤、黄、緑の3つだけで、この3つの電極で三角形ができます。これがアイントーフェンの三角形です。3つの電極のうち、2つの電極の組み合わせで双極誘導となります。これが、Ⅰ誘導・Ⅱ誘導・Ⅲ誘導です。

　Ⅰ誘導とは、左手からみた、右手からの電気の流れと強さをみており、心臓の左側の心電図を示しています。この場合、左手がプラス電極となり、右手はマイナス電極となります。

　Ⅱ誘導とは、左足からみた、右手からの電気の流れと強さをみており、心臓の下側の心電図を示しています。この場合、左足がプラス電極となり、右手はマイナス電極となます。

　Ⅲ誘導とは、左足からみた、左手からの電気の流れと強さをみており、心臓の下側の心電図を示しています。この場合、左足がプラス電極となり、左手はマイナス電極となります。

　心臓の電気刺激の流れは、右上から左下に流れており、その刺激をベクトルとして表し、アイントーフェンの三角形のそれぞれの辺に投影したものが、それぞれの波形となります。

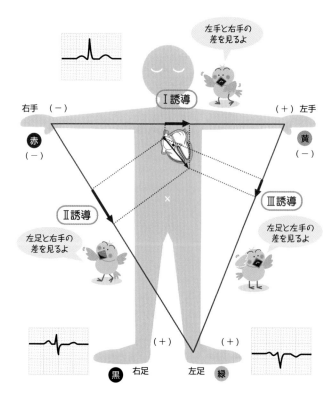

　心電図の波形は、ほぼ上向きの波形になっていますが、プラス電極に対して、向かってくる電気刺激を陽性波（上向きの波形）として表し、遠ざかっていく電気刺激を陰性波（下向きの波形）として表しています。

　また、モニター心電図では、Ⅱ誘導がよく使用されますが、電気刺激の通常の流は、Ⅱ誘導と平行の位置にあり、もっとも心電図波形がわかりやすく示されるからです。

〈単極誘導〉

　単極誘導は、言葉のとおり、１つの電極で電気刺激の流れと強さ（電圧）をみています。

　　aVR誘導は、右手からみた電気刺激の流れと強さ
　　aVL誘導は、左手からみた電気刺激の流れと強さ
　　aVF誘導は、左足からみた電気刺激の流れと強さ
　　を表わしています。

　図のように、右手から電気刺激の流れをみた場合、電気刺激は右手から遠ざかっていますので、aVRは、必ず陰性波（下向きの波形）になります。もし、aVRが陽性波（上向きの波形）になっている場合は、四肢の電極のつけ間違いの可能性があります。

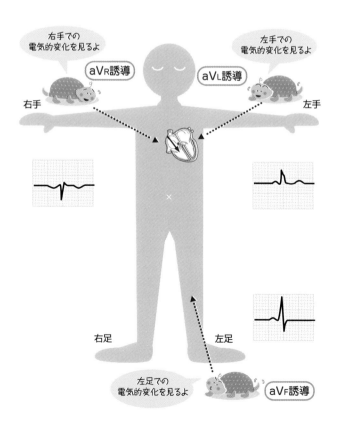

Point!

〈電極のつけ方〉

　四肢誘導は、手足に4つの電極をつけます。それぞれ、赤、黄、緑、黒と色分けされています。

- ●**赤電極：右手**
- ●**黄電極：左手**
- ●**緑電極：左足**
- ●**黒電極：右足**

■胸部指導■

〈電極のつけ方〉

　胸部誘導は、心臓を取り巻くような形で、左側胸部にV₁、V₂、V₃、V₄、V₅、V₆と6つの電極をつけます。そして、心臓から体表面に向かってくる電気の流れと強さ（電圧）を見ます。

　ポイントは次の通りです。

V₁；第4肋間胸骨右縁

V₂；第4肋間胸骨左縁

V₃；V₂とV₄の間

V₄；第5肋間左鎖骨中線

V₅；V₄と同じレベルで左前腋窩線上

V₆；V₄と同じレベルで左中腋窩線上

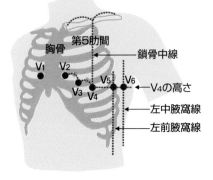

〈各誘導の表す波形〉

V₁、V₂誘導は、心臓の前側で、主に右心室を見ています。R波が小さく、S波が深いのが特徴です。

　V₃誘導は、心室中隔あたりを見ています。V₃からV₄、V₅誘導になるにつれてR波は徐々に大きくなり、S波は浅くなります。

　V₄は、左心室の前壁あたりを見ています。

　V₅は、左脇の下から、左心室の前壁、側壁、下壁あたりを見ています。

　V₆も、左脇の下から、左心室の側壁から下壁あたりを見ています。

　胸部誘導でも、向かってくる電気の流れは上向き（陽性）、遠ざかっていく流れは下向き（陰性）の波になります。

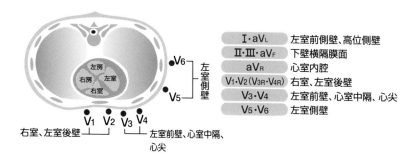

Ⅰ・aV_L	左室前側壁、高位側壁
Ⅱ・Ⅲ・aV_F	下壁横隔膜面
aV_R	心室内腔
V_1・V_2(V_{3R}・V_{4R})	右室、左室後壁
V_3・V_4	左室前壁、心室中隔、心尖
V_5・V_6	左室側壁

▋標準12誘導心電図の取り方

　まず、四肢（両手両足）に電極を4つつけます。最初に、右足にアース電極をつけます。残り3つについては、つける順番は特にありません。

　次に、胸部誘導の電極をつけます。V_1、V_2をつけてV_4をつけたら、V_3をつけます。そして、V_5、V_6をつけます。

　V_3をV_4のあとにつけるのは、V_3はV_2とV_4の間につければよいからです。また、V_5、V_6のつけ方で注意したいのは、第5肋間に沿ってつけるのではなく、V_4の位置からまっすぐ下に下ろしてつけることです。

　なお、電極をつける位置の皮膚が皮脂などで汚れている場合は、アルコール綿などでよく拭き取って清潔にしておきます。

▋安静時にとるのが基本 ▋

　12誘導心電図は、安静時にとるのが基本です。静かな落ち着いた環境で、患者がリラックスした状態になるように心がけましょう。

　不安があったりや緊張していたりすると、よい心電図がとれないことがあるので、患者には検査の説明を十分に行います。胸部と四肢が露出されるため、患者のプライバシーが保護されるように配慮することも大切です。ストッキングをはいている時は、脱いでもらいます。男性で胸毛が多い場合は、電極をつける位置の除毛を行うこともあります。また、時計やネックレスをはじめ、磁気のあるものは取り除きます。

　不整脈や狭心症（→p126参照）は、発作時の心電図を確認しないと診断ができません。しかし、発作時には患者は不安や恐怖感に襲われています。発作に直面した時に、ナース自身があわてることなく、冷静によい心電図がとれるよう、きちんとトレーニングを積んでおくようにしたいものです。

ココをマスター

先輩ナースが教える12誘導心電図の攻略法

　2誘導心電図をとるためにまず覚えなくてはいけないのは、電極の位置です。先輩ナース達はこんなふうにマスターしています。

■四肢誘導

　右手は赤（ア）、左手は黄（キ）、右足は黒（ク）、左足は緑（ミ）で、「アキちゃん、クミちゃん」と覚えるといいでしょう。

■胸部誘導

　V_1は赤（セキ）の「セ」、V_2は黄色（キイロ）で「キ」、V_3は緑（グリーン）の「グ」、V_4は茶色（チャイロ）の「チ」、V_5は黒（クロ）の「ク」、V_6は紫（ムラサキ）の「ム」を「ン」にして、「セキグチクン」とする。胸部誘導をつける時に「セキグチクン」と言いながらつけます。

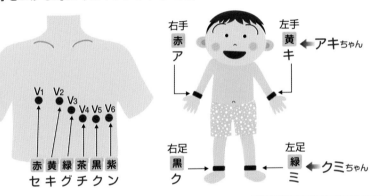

column

なぜ安静時の心電図が必要なの？

　脈は人によって違います。さらに、同じ人でも、安静時と運動時では脈拍数が違い、心電図も変化します。

　ですから、的確に状態を把握して鑑別するために、安静時の心電図をとっておいて発作時と比べることが大切なのです。

　ちなみにモニター心電図は、患者が安静の状態であるとは限りません。ベッドで起き上がっていることもあれば、トイレに入っていることもあります。そうした運動負荷が原因で、不整脈の波形が出るということがしばしばあります。

　「異常かな」と思ったら、安静時の波形（個別の患者にとっての「正常心電図」）と比較することが基本です。

モニター心電図の基礎知識

■ モニター心電図から何が分かるの？ ■

　循環器の病棟では、ナースステーションなどに心電図モニターが並び、絶え間なく何人もの患者さんの心電図が流れています。これらのモニター心電図は、心臓に何らかの異常をきたしている患者か、その可能性のある患者がつけています。

　モニター心電図をつける目的は、**不整脈や心筋虚血を連続して経時的に、長時間にわたって観察する**ことです。その最大の利点は、緊急処置を必要とする患者の心電図変化を、リアルタイムに観察できることにあります。

　異常心電図が現れた時は、波形を見て患者のもとにかけつけます。病棟では、心電図モニターで不整脈などの異常が発見され、ナースが第一発見者となることが少なくありません。モニター心電図を見て、患者に何が起きているのか、すぐに判断できることは極めて大切です。また、モニターで不整脈を発見した後は、適切な処置をするとともに、標準12誘導心電図をとり、病態の把握、診断に役立てます。

　なお、モニター心電図には、患者のそばですぐに心電図の観察ができるベッドサイドモニター、患者の行動に制限のかからないテレメーター、有線式、無線式などがあります。

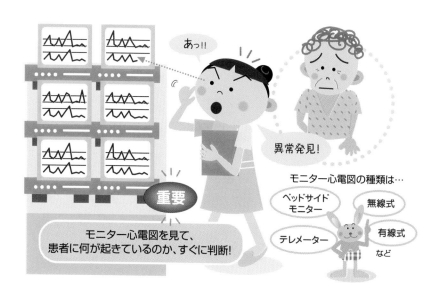

あっ!!

異常発見!

重要

モニター心電図を見て、
患者に何が起きているのか、すぐに判断!

モニター心電図の種類は…

ベッドサイドモニター　　無線式

テレメーター　　有線式

など

▪ 心電図モニターで不整脈を発見したらどう行動するの？ ▪

　繰り返しになりますが、病棟でモニター心電図をつけている患者は、術後であったり、急性心筋梗塞（→p131参照）や不安定狭心症、終末期であるなど、何らかの重篤な状態にあることがほとんどです。こうした患者に、心室性頻拍（VT）（→p82参照）、心室細動（VF）（→p87参照）といった致死的な不整脈が現れる危険性は高く、そしてその場合は緊急の対応が求められます。ですから、心電図モニターを24時間装着し、観察するわけです。

　患者の病室やナースステーションなどで、心電図モニターを目にする機会が一番多いのは、ナースです。心電図モニターに現れた不整脈をいちはやく発見するためのポイントは、「常に心電図に目をやること」。患者の病室に行った時や、ナースステーションに戻った時、一瞬でもいいので心電図モニターを見るようにします。

　同時に、「心電図は常に比べてみるもの」だということを忘れないで下さい。基本は、正常時の波形との比較です。ただし、患者ごとに正常時の心電図波形は異なるため、必ずその患者が以前とった正常時の心電図と、比べてみましょう。

　常に心電図を意識しながら行動することが、心電図への理解を深めることになります。

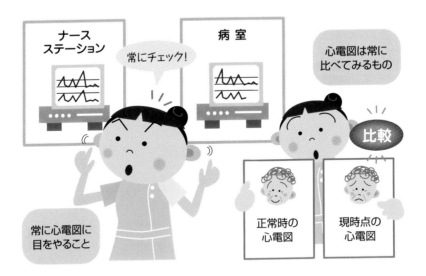

■モニター心電図の装着方法■

　モニター心電図は、3点誘導を用います。

　標準12誘導心電図では、12の角度から12の波形が得られますが、モニター心電図では、心電図波形は1つしか得られません。ただし、電極を装着する部位により、患者の観察に必要な波形を選ぶことができます。

　一般的な心電図モニターの送信機には、リード（導子）が3本あります。1本はアース（E）で、残り2本は−極（陰極）と＋極（陽極）です。−極から＋極に向かっての心臓の電気変化を見ます。

　基本的な誘導は、II誘導です。不整脈検出のためには、II誘導に近いNASA誘導、V1近似誘導、CM5誘導も適切です。また、虚血性疾患でST変化（→p139参照）を見る場合は、標準12誘導のV5誘導の波形に似ている、CM5誘導、CC5誘導が適しています。

　なお、電気的除細動を使う可能性がある場合は、前胸壁、左側胸壁を避けて電極を装着しておくとよいです。

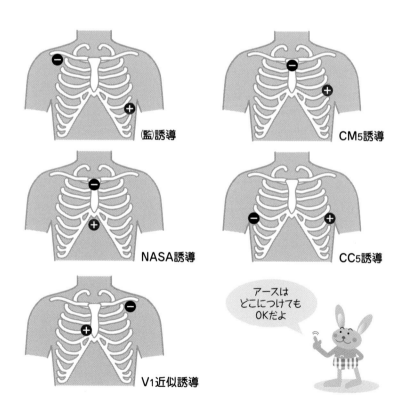

�監誘導

CM5誘導

NASA誘導

CC5誘導

V1近似誘導

アースはどこにつけてもOKだよ

正常心電図波形

　ここでは刺激伝導系と心電図の関係を理解します。その前に、心電図とは何か、どのような場合に使われ、どんな情報を読み取れるものかについて触れておきます。

　心電図とは、心臓の規則的に繰り返される電気活動を、身体の表面から心電計という機械を使って記録したものをいいます。心電図には、心臓で起きている出来事が、波形として目に見える状態で明確に現れます。

　心電図波形をしっかり読めるようになるためには、まず正常心電図とはどんなものか、刺激伝導系と関連づけて理解することが重要です。理解のポイントは次の3つです。

Point!

- ●基本の心電図波形
- ●刺激伝導系とそれぞれの波形の関係
- ●それぞれの波形の正常伝導時間

　心電図に表れるのは、洞結節で電気刺激が発生して心房と心室に興奮が伝わり、その興奮が消失する過程です。

　心臓の各部位によって活動電位が違うため、記録される波形も異なり、それぞれの波形をP・Q・R・S・Tで表します。

　下図は、基本的な心電図波形です。まずはこの形をしっかり頭に入れておくことが、心電図を読む基本になります。最初の小さな揺れをP波、次の大きな揺れをQRS波、QRS波に続く揺れをT波といいます。これらの波形は、洞結節で発生した電気刺激が刺激伝導系を介して心臓内に伝わっていく過程でできあがり、それぞれ伝わる時間が異なります。この伝導時間を覚えることも重要です。それでは、それぞれの波形についてみていきましょう。

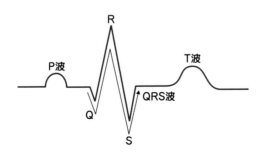

▌P波

　心臓の電気活動が始まって最初に出てくる小さな山、つまり心電図の始まりをP波といいます。P波は心房が興奮した時に生じます。つまり、洞結節から発生した刺激により、左右の心房筋が興奮する過程を示します。

　P波の正常時間は0.06～0.10秒です。

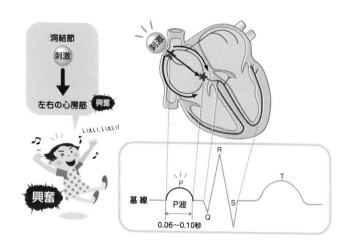

　正常では小さな上向きの波として記録され、下向きや二相性・二峰性になっている場合は、心房に何らかの異常があると考えられます。

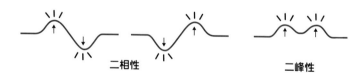

二相性　　　　　　　　　二峰性

column

なぜP波というの？

　世界で初めて今のような形で心電図を記録した人は、アイントーフェン（Willem Einthovent；1860～1927年）というオランダの生理学者で、1897年のことでした。1924年にはノーベル医学・生理学賞を受賞しています。彼が数学で使われていないアルファベットを探して、最初の波をP波と表すことを決めたと言われています。

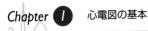

▎PQ時間（間隔）

　PQ時間（間隔）とは、P波の始まりからQRS波の始まりまでを指します。これは電気刺激が心房から房室結節・ヒス束に伝わり、心室が興奮する直前までを表したものです。ただし、電気的刺激が房室結節からヒス束に伝わるまでの過程の電気的活動はとても小さいため、心電図上には波として表れません。この時間経過を**房室伝導時間**といいます。

　PQ時間の正常伝導時間は0.12～0.20秒です。

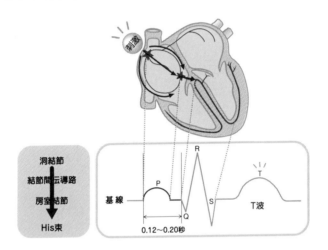

▎QRS波

　最初の下向きの波がQ波、次の上向きの波がR波、2度目の下向きの波がS波で、まとめて**QRS波**といいます。QRS波は心室が興奮した時に生じる波形で、最も大きなものです。

　より詳しくいうと、房室結節とヒス束を通った電気的刺激が、左右脚から心臓全体に伝導する時間、すなわち心室の興奮過程を示しています。

　QRS波の正常時間は0.06～0.10秒です。

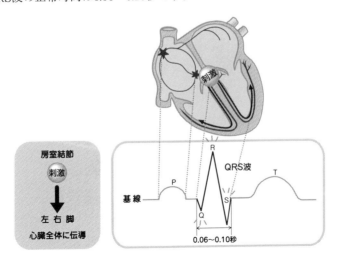

▌T波

　QRS波の後で現れる、幅広い上向きのなだらかな波がT波です。心室の興奮の回復過程を示し、ゆっくりと興奮が冷めていくことを表します。

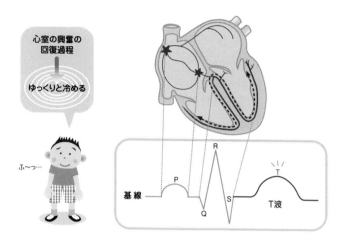

▌QT時間

　QT時間とは、QRS波の始まりからT波の終わりまでの部分を指します。これは、心室が興奮してから回復するまでの過程を表します。QT時間の正常時間は、0.30～0.45秒です。

　なお、QT時間は心拍数の影響を受けて延び縮みします。そのため、QT時間が正常かどうかを考える際には、心拍数で補整したQTcという値を用います。QTcの求め方は以下の通りで、正常時間は0.34～0.40秒です。

$$QTc = \frac{QT}{\sqrt{RR}}$$

▌ST部分

　ST部分は、QRS波の終わりからT波の始まりまでの部分を指します。この部分は心室興奮の最高値に当たりますが、心室全体に電気が伝わった後なので、心電図上には基線に対して水平に現れます。

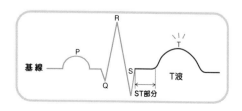

ココを マスター

基線の見つけ方

　基線とは、P波の始まりと次のP波の始まりを結ぶ線を指します。「基線が見つからない」という声をよく耳にします。正常時には、ST部分は基線に水平に示されます。狭心症や心筋梗塞の場合は、心電図のST部分の下降や上昇を見ますから、基線をきちんと理解しておくことはとても大切です。

　では、実際に以下の心電図（1）を使って、基線を探してみましょう。まず、透明な定規を用意し、P波の始まりと次のP波の始まりのところに当ててみましょう。

　見つからないという方は心電図（2）で、基線を点線で示したので、それを参考にしてください。

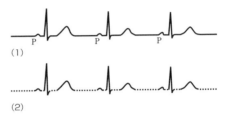

■刺激伝導系と心電図波形

　それぞれの形や時間などを計測・判読することで正常範囲から外れる異常波形を判別することができます。それによって、心筋の異常や刺激伝導障害や薬物の副作用など、心臓の中で何が起きているのかが分かってきます。

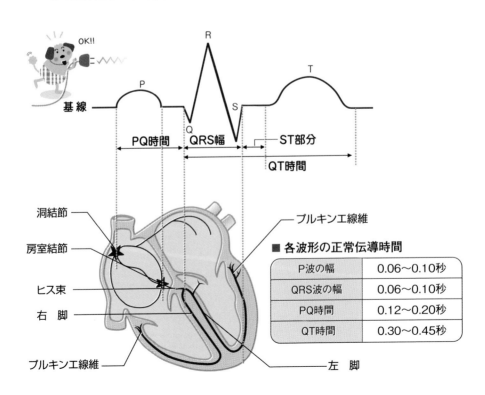

■各波形の正常伝導時間

P波の幅	0.06〜0.10秒
QRS波の幅	0.06〜0.10秒
PQ時間	0.12〜0.20秒
QT時間	0.30〜0.45秒

波形の計測法

　心電図を読むためには、記録用紙を理解することと、各波形の計測法、心拍数の計測法を理解する必要があります。

■心電図の記録用紙とは■

　心電図の記録用紙は、1mm四方の方眼紙になっていて、5mmごとに太い線が入っています。通常、心電図を測定するときは、1秒間に25mmの速度で記録しますので、1mmは0.04秒となります。5mmは0.20秒となります。これをしっかり覚えておきましょう。

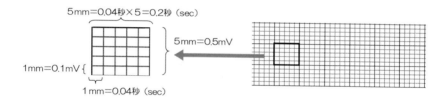

　心電図の横軸は、時間を表し、縦軸は電圧を表しています。つまり、横軸の異常は、刺激の伝導異常もしくは発生異常を表しており、何らかの不整脈があることを示しています。また縦軸の異常は、電気刺激の興奮の異常を表しており、心筋に何らかの異常が起きていることを示しています。

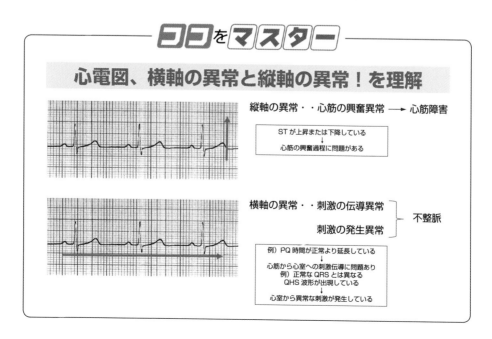

　それでは、心電図の基本になるいくつかのポイントを踏まえ、正常心電図の見方について説明していきます。下の心電図で、一つひとつ確認しながら覚えていきましょう。

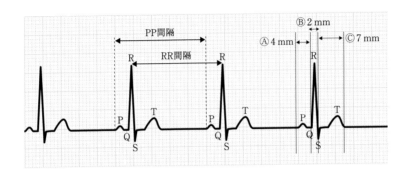

　正常心電図（正常洞調律）とは、洞結節で発生した電気刺激が、1分間に60〜100回の頻度で規則正しく繰り返されているリズムをいいます。

　まず心電図上で確認するのは、P波と、それに続くQRS波、T波があるかどうかです。上の心電図ではすべて確認できますね。

　次にPQ間隔をみてみましょう。P波の始まりとQ波の始まりにディバイダーをあててみましょう。この間隔が一定かどうかをみましょう。

column

ディバイダー

　目盛りを計算する時に活躍するのが、ディバイダーです。ディバイダーはコンパスのような形の計測器で、循環器科などで心電図を読むことが多いナースは、いつもポケットに入れています。

　例えば、ディバイダーの先端をPP間隔やRR間隔に合わせ、間隔が等しいかどうか比べてみたり、波の間隔や電位を計測したりします。

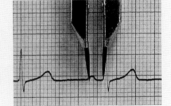

　続いて、PP間隔、RR間隔を見てみましょう。PP間隔は、P波の始まりと、次のP波の始まりの間隔をいいます。これを、ディバイダーを使って測定してみます。RR間隔は、R波の頂上と、次のR波の頂上の間隔をいいます。これも同じように測定してみてください。いずれも、どこを測定しても同じ間隔になっています。

　正常洞調律では、洞結節から心室までの電気刺激は一定に流れています。PQ間隔が一定であれば、PP間隔とRR間隔は等しく一定となります。

　次に、PQ時間、QRS幅、QT時間を測定してみましょう。

　まずPQ時間を測定してみます。PQ時間は、P波の始まりからQ波の始まりまでを測定します。前ページの心電図のPQ時間Ⓐをみると4mmですから、「0.04秒×4＝0.16秒」となります。PQ時間の正常時間は、0.12〜0.20秒ですから、正常範囲内です。

　次は、QRS波の時間を測ります。QRS波の幅Ⓑは2mmで、「0.04秒×2＝0.08秒」です。QRS幅の正常時間は0.06〜0.10秒ですから、同じく正常範囲内です。

　QT時間は、Q波の始まりからT波の終わりまでです。つまりQT時間は（B+C）で9mmですから「0.04秒×9＝0.36秒」となり、0.30〜0.45秒という正常範囲に当てはまります。

　このように、心電図の基本波形の意味と正常値、そして心電図記録用紙の測定法を理解することで、波形が正常か異常かの判断ができるのです。

Ⓟoint!

- ●P波はあるか
- ●Pに続くQRSはあるか
- ●PQ間隔は正常で一定か
- ●QRSの幅は正常か
- ●PP間隔とRR間隔が等しく一定か
- ●心拍数は正常か

ココをマスター

心拍数はRR間隔で測ろう

　心電図から心拍数を測定する時は、心電図波形のRR間隔で測定します。心電図の記録速度は1秒間に25mm、記録紙の1mmは0.04秒です。図を見てください。RR間隔を測定すると、「0.04秒×21mm＝0.84秒」になっています。これを以下の式で1分間（60秒）に換算すると、心拍数が求められます。

　60秒÷0.84秒≒71.4

　つまり、この心電図の心拍数は約71回／分ということになります。

　このほかにも、より分かりやすい測定方法があります。心電図は、60秒間に1500mmの長さで記録されることになります。心拍数とは、1500mmの中にRR間隔（何mm）がいくつあるかといいうことですから、「1500mm÷RR間隔（mm）＝心拍数」となるわけです。

　これにあてはめて、この心電図の場合の心拍数を求めると、「1500÷21≒71.4」で、心拍数は71回ということになります。

　このように記録用紙が25mmの速度で記録されている場合は、1500をRR間隔で割るだけで心拍数を簡単に計算することができます。

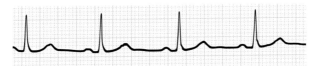

Chapter ❷ 不整脈と心電図

不整脈とその分類

■不整脈とはどんな状態を指す？■

　不整脈とは、心臓が正常に拍動していない状態を指します。例えば、脈が異常に速かったり、遅かったり、飛んでいたり……などです。患者のなかには自覚症状がなく、病院で心電図をとって初めて「不整脈が出ている」ことが分かるケースもあります。心臓が正常に拍動するようにコントロールしているのが、1章でお話しした刺激伝導系です。

　洞結節から出された電気の刺激は、洞結節→結節間伝導路→房室結節→ヒス束→左右脚→プルキンエ線維の順番で伝わり、心筋が収縮することで心臓の拍動が起こります。この流れにどこか1カ所でも不具合（障害）が起こると、心臓が規則正しく興奮しなくなります。例えば、洞結節から刺激が出ない、もしくは別の場所から刺激が出てしまうといった障害などが起こると、心臓の拍動に異常が起こります。

　つまり**不整脈とは、刺激伝導系が何らかの原因によって障害され、心筋が正常に興奮できない状態**をいうのです。

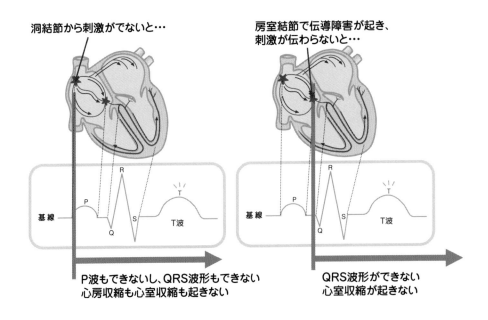

洞結節から刺激がでないと…

房室結節で伝導障害が起き、
刺激が伝わらないと…

P波もできないし、QRS波形もできない
心房収縮も心室収縮も起きない

QRS波形ができない
心室収縮が起きない

■不整脈にはどんなものがある？ ■

不整脈は、**刺激生成異常**と**刺激伝導異常**とに分けられます。本書はこの分け方に沿って、説明していきます。

刺激生成異常とは、刺激生成が低下したり亢進するか（洞結節の異常）、もしくは本来とは別の所で刺激が生成されること（異所性刺激生成）が原因で起こる不整脈のことをいいます。洞結節に異常がある場合や、心房や心室などの心筋異常の場合などです。

刺激伝導異常は、刺激が伝わるのが遅くなる、もしくは途中でストップしてしまうなど、刺激を伝える過程に異常がある場合の不整脈を指します。

■ 不整脈の分類

(I)刺激生成異常	1)洞結節の異常	洞性頻脈		
		洞性徐脈		
		洞性不整脈		
		洞停止		
	2)異所性刺激生成異常	能動的刺激発生	心房性	心房性期外収縮
				心房性頻拍
				心房粗動
				心房細動
			房室接合部性	房室接合部性期外収縮
				房室接合部性頻拍
			心室性	心室性期外収縮
				心室性頻拍
				心室細動
		受動的刺激発生	補充収縮	房室接合部性補充収縮
				心室性補充収縮
			補充調律	房室接合部性補充調律
				心室性補充調律

注:＊本書ではこのうち、臨床で頻度が高く、知っておくべき不整脈を取り上げます。
　＊ p54の発作性上室性頻拍はこの表には含まれていません。発作性上室性頻拍の「上室性」とは、「不整脈の原因が房室結節よりも上にあること」を表す名称で、この表よりも大雑把な分類に基づいているため、表に分類することができないからです。

(Ⅱ)刺激伝導異常	1) 洞房伝導異常	Ⅱ度の洞房ブロック
	2) 房室伝導異常	Ⅰ度房室ブロック
		Ⅱ度房室ブロック 　ウェンケバッハ型 　モービッツⅡ型
		Ⅲ度房室ブロック
	3) 心室内伝導異常	脚ブロック 　右脚ブロック 　左脚ブロック 　左脚前枝ヘミブロック 　左脚後枝ヘミブロック 　二枝ブロック 　三枝ブロック
		心室内ブロック
		特殊な伝導路伝導 　WPW症候群 　LGL症候群

　不整脈分類の仕方としては、脈が速くなる「頻脈（ひんみゃく）」、遅くなる「徐脈（じょみゃく）」、正常の脈とは別のタイミングで発生する「期外収縮（きがいしゅうしゅく）」の3つに分けることもできます。

　頻脈は、刺激生成異常で発生します。頻脈になる不整脈には、心房細動（→p69参照）、発作性上室性頻拍、心室性頻拍（→p82参照）、などがあります。

　徐脈は、刺激の生成異常の洞結節の異常でも起こりますが、刺激の伝導異常でも発生し、刺激が伝わるのが遅くなったり、途中でストップしたりするために起こります。徐脈になる不整脈には、房室ブロック（→p99参照）などがあります。

　期外収縮は、本来の刺激伝導系のとは異なる場所から刺激が出るために起こる現象です。心房から出る場合は心房性期外収縮（→p58参照）、心室から出る場合は心室性期外収縮（→p75参照）といいます。

洞調律（Sinus Rhythm）

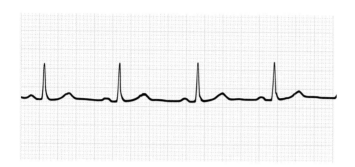

洞調律って何

心臓が正常に動いている状態のこと

　洞調律（どうちょうりつ）とは、洞結節が一定のリズムで電気的刺激を出し、それが心臓全体に伝わり、正常に収縮を繰り返している状態をいいます。洞結節は英語でサイナス・ノードといい、洞調律のことを英語で「**サイナス・リズム**」と呼びます。

洞調律では、どんな心電図が出る

P波、QRS波、T波があり、PP間隔、RR間隔のすべてが規則正しい心電図

- ▶ P波がある
- ▶ P波に続くQRS波がある
- ▶ PQ間隔は正常で一定
- ▶ QRS幅の幅は正常
- ▶ PP間隔、RR間隔は等しく、一定
- ▶ 心拍数は正常

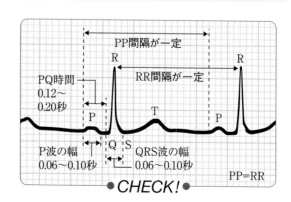

　最初に小さなP波があり、続いて幅が狭く鋭いQRS波、いったん基線に戻り、なだらかなT波というP-QRS-Tのパターンが同じ形で揃っています。その間隔は、一定で規則的です。洞調律になっているかどうかをチェックするポイン

トは、「P波があるか」「QRS波があるか」「PQ間隔が正常で一定か」「QRS波の幅が正常か」「PP間隔、RR間隔が等しく一定か」などです。そして、心拍数を確認します。

正常洞調律の心拍数は60〜100回/分です。

洞調律であっても、脈が60回/分以下であれば洞性徐脈（→p49参照）、100回/分以上であれば洞性頻脈（→p45参照）といって、注意が必要とされています。また、洞結節からの刺激があったとしても、房室結節で伝導が遅延する場合は正常洞調律とは言えません。これは、Ⅰ度房室ブロック（→p99参照）を伴った洞調律となります。

---

column

洞調律と正常洞調律の違いって？

洞結節からの刺激が心室まで伝わっている状態を、すべて洞調律（サイナス・リズム）といいます。しかし、洞調律であっても脈が速すぎたり、遅すぎたりする時は、「正常」とはいえません。これらと区別するために、脈拍数も含めてすべてが正常で、規則正しいリズム（調律）を繰り返すものを、正常洞調律（ノーマル・サイナス・リズム）といいます。

正常洞調律とは、洞結節で発生した電気的興奮が、刺激伝導系を介して心房、房室結節、心室に正しく伝わり、それによって心電図のP波、QRS波、T波が正しく現れて一定のリズムで繰り返されている状態をいいます。具体的には、次の6つを満たす状態をいいます。

1）P波がある
2）P波に続くQRS波がある
3）PQ間隔が正常で一定
4）QRS幅が正常
5）PP間隔、RR間隔が等しく、一定
6）心拍数が正常

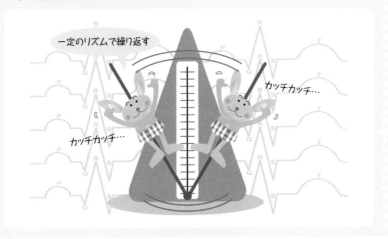

洞性頻脈 （Sinus Tachycardia）

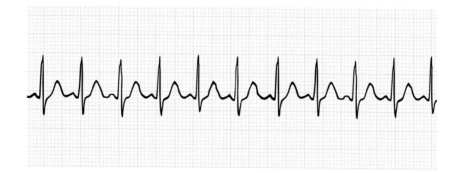

洞性頻脈って何 ❓

> 心臓が一生懸命仕事をし、正常よりも脈が速くなっている状態のこと

　洞性頻脈とは、洞結節における刺激生成の亢進によって生じるものですが、病棟でもよくみかける不整脈の1つです。心拍数が100回／分を超えた規則正しい頻脈を示すものをいいます。

　ただし、もともと脈の速い人はいますので、100回／分はあくまで目安ととらえましょう。

　心電図を見る時の基本は次の6つです。

▶ P波があるか
▶ P波に続くQRS波があるか
▶ PQ間隔は正常で一定か
▶ QRS幅の幅は正常か
▶ PP間隔、RR間隔は等しく、一定か
▶ 心拍数は正常か

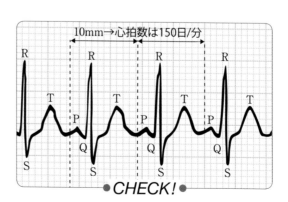

●CHECK!●

洞性頻脈では、どんな心電図が出る

> 波形は洞調律と同じだが、脈が速い（PP間隔が短い）
> 心電図

　これにあてはめて、前ページの心電図を見てみましょう。まず規則正しいP波が出ています。P波に続く、QRS波もあります。PQ間隔、QRS幅も正常です。ここまでは問題はありません。しかし、心拍数が150回/分であり、正常よりも速くなっています（正常は60〜100回／分）。

　つまり、波形は洞調律（サイナス・リズム）ですが、脈が速いので洞性頻脈です。あえていうと、心電図を見なくとも、脈を確認することで発見できます。

　なお、心拍数については個人差があります。安静時の心拍数が90回／分と、もともと速い人が走ったり、運動したりすると、120〜130回／分まで上がることがあります。このような場合は病的な不整脈とはいえず、単なる生理的な現象です。

　ただし、頻脈が長時間続く場合や急性心筋梗塞時（→p129参照）の洞性頻脈は、心不全に移行する危険がありますから注意が必要です。

この波形と似ているので注意 ！

発作性上室性頻拍（PSVT）

　洞性頻脈の波形は、発作性上室性頻拍（→p54参照）と似ていることがあります。しかし、発作性上室性頻拍は突然に発生し、突然に消退するのが特徴で、P波は確認できず心拍数は150〜250回／分です。

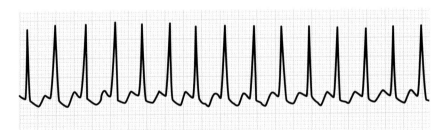

発作性上室性頻拍

洞性頻脈はなぜ起こる

> 運動、発熱など（生理的な原因）。また、貧血、心不全
> など（病的な原因）

洞性頻脈の原因は、生理的なものと病的なものとに分けられます。

例えば、激しい運動をしたり、緊張したりすると、脈が速くなります。これは誰にでも起こる生理的な現象です。このほかの生理的な原因としては、発熱、精神的な緊張や興奮、不安、疼痛などが挙げられます。

一方、病的なものとしては、貧血、失血、低酸素、甲状腺機能亢進症、心不全、ショック、薬の影響（塩酸イソプレナリン、硫酸オルシプレナリン、硫酸アトロピンなどの服用時）などが考えられます。

生理的な原因による洞性頻脈は、臨床的にはほとんど問題がないとされています。ただし、急性心筋梗塞の初期で、狭心痛などが持続して交感神経の緊張状態が生じていると、洞性頻脈が出現することがあります。この場合、心不全やショックを起こすことがあるので要注意です。

洞性頻脈を見つけたら、どうする❓

心臓疾患患者の場合は通常の脈拍と照らし合わせ、循環動態のアセスメントをする

基本的には、どんな場合も不整脈を発見したら、患者のもとにかけつけます。そして、意識レベルや自覚症状、バイタルサインをチェックします。意識レベルもしっかりしており、バイタルサインが安定していれば、「なぜこの不整脈が出たか」という原因をアセスメントし、「どのような影響があるか」を考えます。

例えば、「発熱していないか」「出血はないか」「精神的緊張はないか」などという原因を考え、それぞれに必要な処置やケアをします。

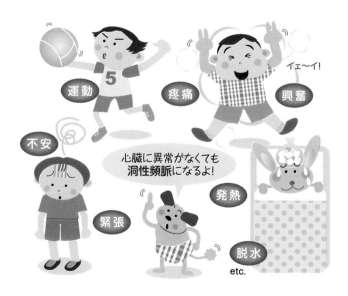

column
先輩ナースが教える「心電図の覚え方」

　まずは、正常心電図の波形「P−QRS−T」を繰り返し、紙に書いて覚えましょう。正常な状態が分からなければ、異常を見つけることはできないからです。

　それぞれの不整脈を覚えるためには、波形を丸暗記するよりも、次にメカニズムを考えることをお勧めします。「心臓のどの部位から電気的刺激が出て、それが障害されるとどうなるか」と心臓の状態をイメージしていくのです。

　例えば、最初に「P波はあるか」を確認しますが、それによって「P波があるから、洞結節からの刺激は出ているな」と分かるわけです。P波があるのにQRS波が出ていなければ、「心室まで刺激が伝わっていない」「どこかで刺激が遮られて（ブロックされて）いる」ということになります。

　大切なのは、心電図への苦手意識を捨てることです。こつこつ勉強していくと、必ず心電図が面白くなっていくはずです。

　手を胸に当てて心臓の鼓動を感じてみましょう。規則正しいリズムが伝わってきます。心臓はそうして1日10万回もの収縮と拡張を繰り返しています。

　心電図や不整脈を学ぶことは、心臓や身体の仕組みの奥深さを知ることでもあるのです。

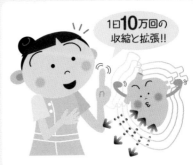

1日**10**万回の収縮と拡張!!

洞性徐脈 (Sinus Bradycardia)

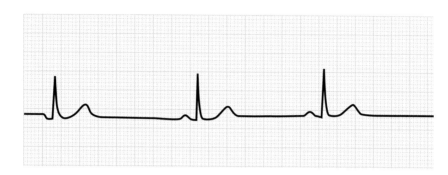

洞性徐脈って何 ?

心臓がゆっくり動いていて、正常より脈が遅くなっている状態のこと

　洞性徐脈は洞結節における刺激生成異常によって生じる不整脈で、安静時の心拍数が60回／分以下の規則正しい徐脈を示すものをいいます。1回の心拍出量が通常と変わらなかったとしても、1分間の心拍数が少ないため、1分間に全身に送り出される血液量が少なくなります。

　ただし、もともと脈の遅い人や「スポーツマン心臓」の人は、1回に拍出される血液量が普通に比べて多くなっていることがあり、そのため、全身に血液を送り出す回数が少なくても問題ありません。この60回／分も、あくまで目安ととらえましょう。

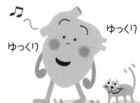

ゆっくり　ゆっくり

洞性徐脈では、どんな心電図が出る ❓

波形は洞調律と同じだが、脈が遅い（PP間隔、RR間隔が長い）心電図

心電図を見る時の基本は、次の6つです。

▶ P波があるか
▶ P波に続くQRS波があるか
▶ PQ間隔は正常で一定か
▶ QRS幅は正常か
▶ PP間隔、RR間隔は等しく、一定か
▶ 心拍数は正常か

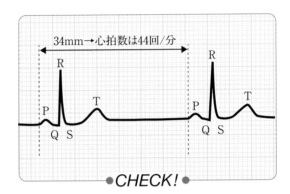

34mm→心拍数は44回/分

●CHECK!●

　これにあてはめて、上にある心電図を見てみましょう。まず規則正しいP波が出ています。P波に続く、QRS波もあります。PQ間隔、QRS幅も正常です。ここまでは問題はありません。しかし、心拍数が44回/分と正常より遅くなっています（正常は60〜100回／分）。つまり、波形は洞調律（サイナス・リズム）ですが、脈が遅いので洞性徐脈です。

　なお洞性頻脈と同じように、脈拍には個人差があってもともと脈が遅い人がいます。患者の通常の脈拍数と比べて不整脈かどうかを判断することが大切です。

　ただし、極端に遅い徐脈の時は、ふらつきや失神の危険が出てきます。また、急性心筋梗塞の初期で副交感神経に緊張状態が生じている時の洞性徐脈は、低血圧を伴うとともに心拍出量が低下し、心不全に移行する危険がありますから注意が必要です。

この波形と似ているので注意 ❗

Ⅲ度房室ブロック（完全房室ブロック）

　洞性徐脈の波形は、Ⅲ度房室ブロック（→p109参照）と似ていることがあります。しかし、洞性徐脈はP波の後に必ずQRS波がありますが、Ⅲ度房室ブロックではそれが欠如します。

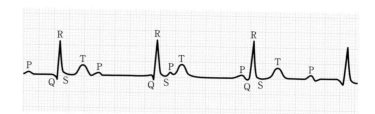

洞性徐脈はなぜ起こる❓

スポーツマン心臓（生理的な原因）、または甲状腺機能低下、薬剤の影響など（病的な原因）

　生理的な原因と病的な原因とに分けられます。生理的なものとしては、スポーツマン心臓、高齢などが挙げられます。また、迷走神経の緊張刺激（頚動脈洞マッサージや、心臓カテーテル検査後の**ワゴトニー症状**［コラム参照］など）が挙げられます。

　一方、病的なものとしては、心筋梗塞（→p131参照）の初期、甲状腺機能低下症、重症黄疸、脳圧亢進、洞機能不全症候群、薬物の影響（ジキタリスの過量使用時およびβ-遮断薬、カルシウム拮抗薬などの服用時）が考えられます。

　生理的な原因による洞性徐脈は、臨床的にはほとんど問題がないとされています。ただし、迷走神経の緊張刺激による洞性徐脈が起きた場合は、対処が必要です。例えば、狭心症治療のためのカテーテルの後に緊張から解き放たれてワゴトニー症状が起きた場合は、「虚血症状がないか」「ショック症状がないか」を観察します。血圧が低下していたら、患者の足を上部に上げ、血液の心臓への還流を促すなどして様子をみます。

　また、急性心筋梗塞の初期に心拍数量が低下して洞性徐脈が出現すると、心不全を起こすことがあるので要注意です。

洞性徐脈を見つけたら、どうする❓

ほかの徐脈性の不整脈ではないかを確認する

　洞性頻脈と同じように、基本的には患者のもとに行きます。意識レベルや症状を観察し、バイタルサインをチェックします。状況が安定していれば「なぜこの不整脈が出たか」という原因をアセスメントし、「どのような影響があるか」を考えます。

　また、ほかの徐脈性の不整脈（Ⅲ度房室ブロックなど）ではないかも鑑別します。

● 心拍数の測定法

①から②までの最小めもりが、20なら
①から②までの時間は0.8秒
①から②までの長さは20mm

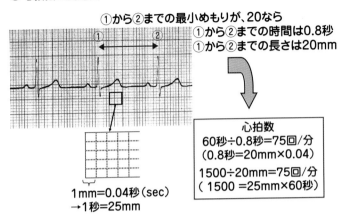

1mm＝0.04秒（sec）
→1秒＝25mm

心拍数
60秒÷0.8秒＝75回/分
（0.8秒＝20mm×0.04）

1500÷20mm＝75回/分
（1500 ＝25mm×60秒）

● 心拍数の簡単な測定法

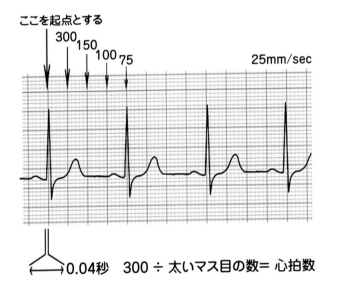

ここを起点とする
300 150 100 75
25mm/sec

0.04秒　300 ÷ 太いマス目の数＝ 心拍数

column

緊張した後に起こる、ワゴトニー症状

　心臓カテーテル治療が終わり、病室に帰ってほっとした時に、急に冷や汗をかきはじめると同時に気分が悪いと言う患者。血圧を測ると収縮期血圧が70mmHg程度しかなく、モニター心電図をつけると、房室接合部補充調律で心拍数が40回／分くらいまでに落ちている―。循環器科ではよくある光景の１つです。

　心臓の興奮は、交感神経と迷走神経（副交感神経）という２種類の自律神経によって調整されています。交感神経は、心臓の心拍数、伝導速度、興奮性、収縮過程、収縮力などに対して促進的に働きますが、迷走神経は抑制的に働きます。交換神経と迷走神経は絶えず刺激を心臓に送り、心臓の機能を共同して調整しています。

　カテーテル検査などの、不安が大きかったり、緊張したりする検査が終わって過度の緊張から解けた時などに、迷走神経が緊張状態になることがあります。そして、検査のために食事や水分をあまり取っていないことからも循環血液量が不足する事態になり、なおさらショック状態に拍車がかかります。この状態を「ワゴトニー症状」といいます。

　ワゴトニー症状とは、交換神経と迷走神経のバランスが崩れて迷走神経のほうが活発に働いている状態のことです。頻脈を抑える薬剤を投与して効きすぎた場合などにも、現れる症状です。顔が青冷め、冷や汗をかき、気分が悪いと訴えます。血圧は低く、多くが洞性徐脈や房室接合部補充調律の心電図を示します。

　この時の対処としては、一時的にショック体位とされるトレンデンブルク体位（下肢を挙上する体位）を取り、さらに補液をすることもあります。あわてずに対処すれば、すぐに症状はなくなります。

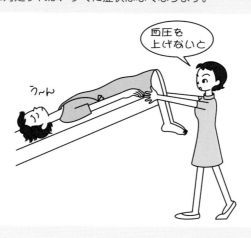

2 洞性徐脈（Sinus Bradycardia）

Ⅰ　刺激生成異常　1）洞結節の異常

洞性不整脈（Sinus Arrhythmia）

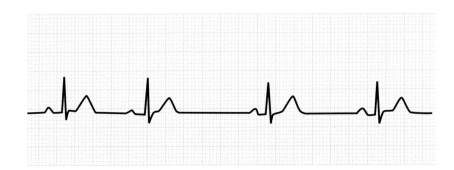

洞性不整脈って何❓

心臓の収縮が速くなったり、遅くなったりする状態のこと

　洞性不整脈とは、洞結節から刺激は出ているのに、刺激発生が一定でないために、心臓の動きが不規則になっている状態をいいます。このため、心拍が遅い時期と速い時期が不規則に出現してきます。

　不整脈の起こり方に呼吸性の周期があるかないかにより、洞性不整脈は呼吸性と非呼吸性に分類されます。呼吸に関係する呼吸性不整脈では、吸気の時に心拍数が速まり、呼気の時に遅くなります。この状態は小児（学童）で見られることが多く、しばしば洞性徐脈に伴って見られます。

　なお、呼吸とは関係のない洞性不整脈のなかには病的なものがあります。

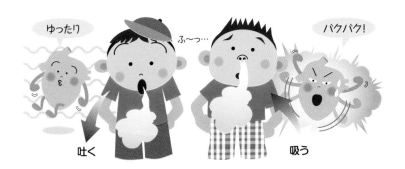

ゆったり　　ふ〜っ…　　バクバク！

吐く　　　　　　　吸う

洞性不整脈では、どんな心電図が出る❓

一つひとつの波形は洞調律だが、PP間隔が不規則な心電図

▶ P波があるか
▶ P波に続くQRS波があるか
▶ PQ間隔は正常で一定か
▶ QRS幅は正常か
▶ PP間隔、RR間隔は等しく、一定か
▶ 心拍数は正常か

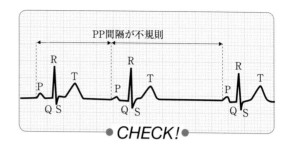

PP間隔が不規則

● CHECK! ●

　心電図を見てまず気づくのは、P波の出方が一定ではないことです。PP間隔を見ると不規則になっていることが分かります。一つひとつの波形は洞調律（サイナス・リズム）ですが、P波の出方はバラバラです。

　ただし、刺激の伝導異常ではないので、P波の後のQRS波は一定の間隔で出現しており、PQ間隔、QRS幅も正常で一定です。

　この心電図は、脈拍60回／分で打っていたかと思うと、80回／分になったり、40回／分になったりと変動している状態を示しています。つまり、心臓が規則正しく収縮せず、速くなったり、遅くなったりしているのです。

この波形と似ているので注意❗

心房性期外収縮、Ⅱ度房室ブロック（ウェンケバッハ型）

　心房性期外収縮、Ⅱ度房室ブロック（ウェンケバッハ型）

　心房性期外収縮（→p65参照）やⅡ度房室ブロック（ウェンケバッハ型）（→p105参照）と似ていることがあります。しかし、心房性期外収縮は、形の異なるP波が早期に出現します。そして、Ⅱ度房室ブロック（ウェンケバッハ型）は、PQ間隔が徐々に延長し、QRS波が脱落します。

洞性不整脈はなぜ起こる❓

呼吸性の不整脈は、生理的な原因による

　洞性不整脈のうち、呼吸性不整脈のほとんどは、生理的な原因によるとされています。学童期に多く、「学童期不整脈」とも呼ばれています。

　一方、呼吸とは関係のない洞性不整脈のなかには、病的なものがあります。洞性徐脈（→p49参照）、心筋虚血、心筋障害、ジキタリス投与に伴って発生することがあるので注意しましょう。

洞性不整脈を見つけたら、どうする❓

心拍数が急に遅くなる時は、12誘導心電図でさらに詳しく鑑別する

　患者のもとに行き、状態を観察し、バイタルサインをチェックし、状況が安定していれば「なぜこの不整脈が出たか」という原因をアセスメントし、「どのような影響があるか」を考えます。生理的なものであれば、特別な治療には至らないケースが多いのですが、心拍数が急に遅くなるような場合は、12誘導心電図をとり、さらに詳しく鑑別をすることになります。

洞停止（Sinus Arrest）

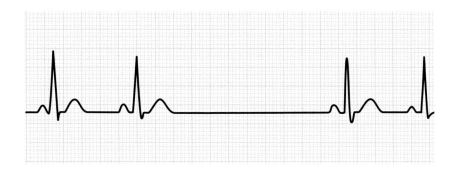

洞停止って何 ❓

心臓が休止して、脈が抜ける状態

　心臓が一定期間、止まってしまい、数秒間脈が抜けることがあります。これが洞停止で、洞結節が刺激を出さない、とても危険な状態です。意識消失や失神発作を起こすこともあります。臨床の現場では、英語で「**サイナス・アレスト**」と呼ぶこともあります。

洞停止では、どんな心電図が出る ❓

P波の欠落を伴う、著しい徐脈の心電図

▶▶ P波があるか
▶▶ P波に続くQRS波があるか
▶▶ PQ間隔は正常で一定か
▶▶ QRS幅は正常か
▶▶ PP間隔、RR間隔は等しく、一定か
▶▶ 心拍数は正常か

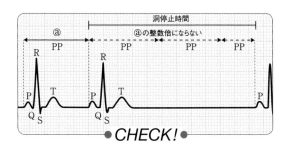

●*CHECK!*●

　一つひとつの波形は洞調律（サイナス・リズム）ですが、1つの波形と次の波形の間に、PP間隔が長くなっている部分があります。この部分は、規則的に出現するはずの洞結節からの電気的刺激が途絶え、心臓が休止している状態です。このため、心電図上ではP波が一定期間欠落しているわけです。
　P波が3秒以上出現しない時は洞停止と判断します。

この波形と似ているので注意 ❗

洞房ブロック（SA block）

　洞停止の心電図と似た波形を示すものに、洞房ブロック（→p97参照）があ^{どうぼう}
ります。洞停止は洞結節からの刺激の発生が一時的に停止してP波が出現しな
いのに対し、洞房ブロックは、洞結節からの刺激が出ているにもかかわらず最
初の心房への段階でブロックされて（遮られて）P波が出現しない状態です。

　洞房ブロックの場合は、下図のようにPP間隔が正常の整数倍になります。
なぜなら、洞房ブロックでは心電図にP波が出現しなくても洞結節そのものは
規則的に刺激を出しているからです。このため1つブロックされた場合のPP
間隔は、ブロックされていないPP間隔の2倍（整数倍）になるのです。

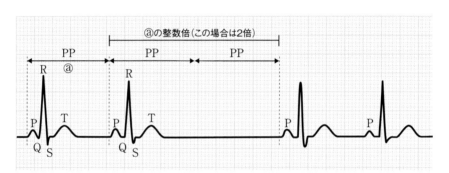

洞房ブロック

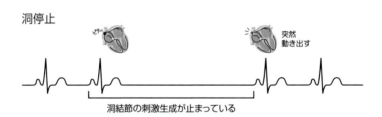

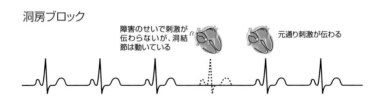

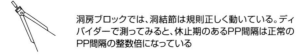

洞房ブロックでは、洞結節は規則正しく動いている。ディ
バイダーで測ってみると、休止期のあるPP間隔は正常の
PP間隔の整数倍になっている

洞停止はなぜ起こる❓

迷走神経緊張亢進や薬物中毒など

　洞停止は迷走神経の緊張亢進のために起こることが多く、冠状動脈疾患の患者に発生しやすいといわれています。アセチルコリンの分泌が多くなったり、アセチルコリンに対する反応が亢進したり、コリンエステラーゼの分泌が不足したりするためと考えられています。

　また、薬物中毒（硫酸キニジンやジキタリス）や洞結節への血液供給の不足などにより起きることもあります。さらに、加齢とともに洞結節の機能が弱まって起こることもあります。

洞停止を見つけたら、どうする❓

意識消失の有無を確認し、鑑別につなげる

　モニターで洞停止を見つけたら、モニター記録をとるとともに、患者のもとにかけつけます。意識レベルや自覚症状を観察し、バイタルサインをチェックします。この時、洞停止が何秒くらい続いているかを観察します。

　意識のある患者には「先ほど、意識が遠のきませんでしたか」と意識消失の有無を尋ね、意識消失が疑われる場合は、12誘導心電図をとって洞房ブロック（→p97参照）や、Ⅱ度房室ブロック（→p105参照）、Ⅲ度房室ブロック（→p109参照）、なかでも高度房室ブロックと鑑別します。

column
洞停止の患者とのコミュニケーション

　状態をしっかり観察し、迅速に対応するためには、患者の話す自覚症状をきちんと受け止めることが大切です。洞停止で怖いのは失神発作を起こすようなケースです。意識消失の有無を確認する時は、洞停止が起きた時刻に「何をしていたか」「どんな自覚症状があったか」を尋ねましょう。

　立ち上がっている時や歩いている時ならば、一瞬でも意識消失があれば、「一瞬、クラッとした」などと患者も自覚できます。しかし、ベッドで横になっている状態では、心臓への負担も少なく、患者自身が気がつかないこともあります。判断が難しい場合は、1人で抱え込まず、先輩ナースや医師に報告します。

　異常を発見するためには、「患者の安静時の状態」に気を配り、微妙な変化を見逃さず、迅速に対処することです。

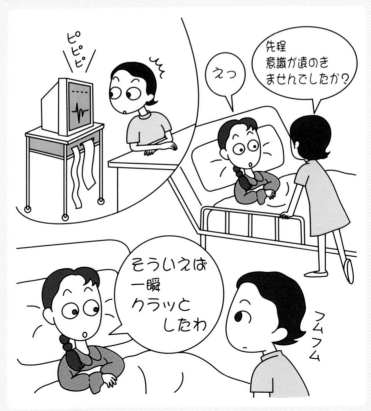

発作性上室性頻拍 (PSVT)

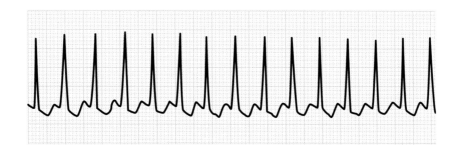

発作性上室性頻拍って何❓

突然に頻脈が起こる状態のこと

　　発作性上室性頻拍（じょうしつせいひんぱく）とは、心拍数がいきなり150～200回／分くらいに跳ね上がる頻脈性不整脈です。発作は突然に起こり、突然に止まるケースがほとんどです。

　　刺激は洞結節からではなく、心房や房室結節内のいずれかから出ている状態です。その結果、刺激が心房内でぐるぐる回りになったり（**リエントリー**）、自動能（→p11参照）が異常に亢進している部分ができたりすると、発生します。

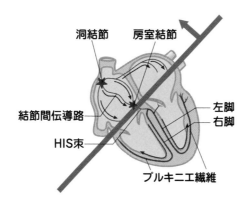

　　リエントリーは、直訳すると「再び入ること」。正常であれば、刺激の伝導は1回ごとに消失して完結します。ところが、刺激が再びもとの場所に戻ってきて心臓を再興奮させることがあります。この現象を、興奮の再侵入（リエントリー）と呼びます。刺激の伝導経路が正常とは別に形成されることを意味し

ます。また、自動能とは、刺激伝導系の各部位や心筋が、自ら電気的刺激を出す能力のことです。洞結節から刺激が出ない場合には、この自動能の働きによってほかの場所から刺激が出ます。

　こうして刺激が洞結節と異なる場所から出るため、「異所性刺激生成異常」による不整脈と呼び、房室結節よりも上部から刺激が発生して頻拍になるために「上室性頻拍」になります。臨床の現場では、「PSVT（ピーエスブイティー）：paroxysmal supraventricular tachycardia」と略して呼ばれることのほうが多いようです。

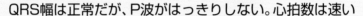

発作性上室性頻拍では、どんな心電図が出る ❓

QRS幅は正常だが、P波がはっきりしない。心拍数は速い

　発作性上室性頻拍の心電図は、QRS波が規則的に150回／分以上のリズムで出て、P波が見えないのが大きな特徴です。以下の4点に注目しましょう。

1）正常なQRS波の心拍数が突然速くなり、突然停止する（つまり発作性）
2）心拍数は150〜200回／分で、極めて規則的に出現する。ただし、著しい頻拍の時は、QRS波がやや幅広く変形することもある
3）心拍数が速いので、P波とT波が重なり、P波が分かりにくい。変形していたり、QRS波に隠れていたりすることがあり、はっきり認識できない。認識できる時でも、正常なP波と形が異なっている
4）RR間隔は一定で規則正しい

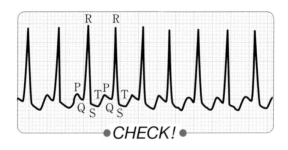

●*CHECK!* ●

リエントリーによって起こるPSVTは以下の4つに分類されます。

1）　房室結節の中にあるもの：房室結節リエントリー性頻拍（AVNRT）
2）　心房と心室の中にあるもの：房室リエントリー性頻拍（AVRT）
3）　洞結節の中にあるもの：洞結節リエントリー性頻拍（SNRT）
4）　心房内にあるもの：心房内リエントリー性頻拍（IART）

このうち、発作性上室性頻拍の原因として多いのは、房室結節リエントリー性頻拍と房室リエントリー性頻拍です。

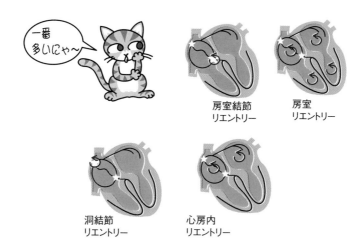

一方で、異所性の自動能の亢進によって起こるPSVTは、心房性頻拍や房室接合部性頻拍となります。

発作性上室性頻拍はなぜ起こる❓

ストレス、過労など（生理的な原因）、薬物やWPW症候群など（病的な原因）

生理的な原因と病的な原因に分けられます。生理的な原因としては、心身的ストレス、過労、不眠、過度の飲酒などが挙げられます。

一方、病的な原因としては、甲状腺機能亢進症、高血圧性疾患、薬物（硫酸アトロピンや塩酸イソプレナリン）の投与などが考えられます。

また、**WPW症候群**（WPWはWolff-Parkinson-Whiteという人の名前の頭文字）に伴って発作性上室頻拍を起こすこともあります。

電気的興奮は房室結節を通って伝わりますが、1000人に1〜2人の割合で、先天的に心臓の心房と心室を結ぶケント束という副伝導路が存在することがあります。ケント束があると、刺激は房室結節とケント束の2つの道を通って伝わります。これがWPW症候群です。

WPW症候群では、心房に頻拍や細動、粗動などの頻拍性不整脈が発生すると、頻繁な興奮がケント束を通って心室に伝導し、心室細動を起こす危険があり、突然死の原因ともいわれています。従って、頻拍発作が頻繁に起こる場合には、カテーテル焼灼法などによって副伝導路を断つ治療を行います。

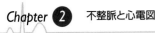

発作性上室性頻拍を見つけたら、どうする

迷走神経刺激法を行う場合もある

　心拍は速いですが比較的症状が軽いものが多いので、落ち着いて行動します。すぐに医師に報告をし、モニターの記録をとってバイタルサインをチェックした後、12誘導心電図をとります。その後、医師が迷走神経刺激法による処置を行います（コラム参照）。

　なお、心拍数があまりに速かったり、長く続いていたりすると強い頻拍感・動悸感とともに胸痛や息苦しさが伴います。また、血圧低下や心不全のおそれもあります。

---

column

迷走神経刺激法って何？

　迷走神経（副交感神経）を刺激することで、発作性上室頻拍を止めたり、一時的に心拍数を抑制したりする治療法を、迷走神経刺激法といいます。

　その方法としては、バルサルバ法、頚動脈洞圧迫法などがあります。息こらえや頚動脈洞などの圧迫によって、延髄の心臓抑制中枢が迷走神経を反射的に緊張させ、洞結節や房室結節の興奮伝導を抑えます。

　バルサルバ法は、深呼吸して息をこらえさせるものです。迷走神経を緊張させることによって、洞結節や房室結節の興奮伝導を抑え、頻拍発作の興奮回路（リエントリー）を断ち切ります。

　頚動脈洞圧迫法は、モニター心電図をつけた状態で医師が行います。右利きの患者の場合は右側の頚動脈洞を5〜10秒間圧迫します。なお、この治療を行う時は、脳血管障害の既往がなく、両側の頚動脈の触知が良好で、聴診器で頚動脈の雑音がないことを確認しなくてはいけません。

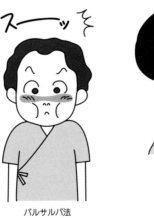

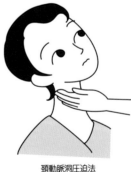

頚動脈洞圧迫法

バルサルバ法

心房性期外収縮（PAC）

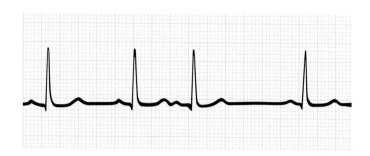

心房性期外収縮って何 ❓

> 心房から発生する異常刺激により、通常より早いタイミングで心臓に電気が流れる現象

　不整脈のなかで、最もよく見られるのが期外収縮です。この期外収縮には心房性のものと心室性のものがあります。いずれも、通常より、早いタイミングで洞結節とは別の所、心房もしくは心室から出た刺激により、規則的なリズムを乱している状態を指します。

　心房性期外収縮（PAC：premature atrial contraction）は、心房から発生する異所性の刺激によって起こる早期収縮です。これは、心房の洞結節以外のどこか１カ所から、正常な刺激よりも早いタイミングで刺激が発生したものです。

心房性期外収縮では、どんな心電図が出る ❓

> 通常より早いタイミングで形の異なるP波があるが、QRS波は洞調律と同じ心電図

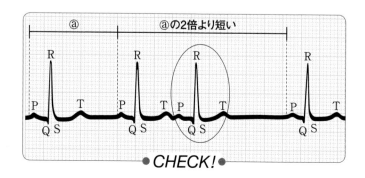

● CHECK! ●

図の○で囲まれた部分は、本来の洞調律より早いタイミングで心房の興奮が起こったため、P波が早く出現し、それに続いてQRS波が出ています。よく見るとP波の形が少し違っています。これが心房性期外収縮です。

心房性期外収縮は、正常の洞結節ではない心房のどこか1カ所から刺激が出ていますが、心房から出た刺激は結節間伝導路を通って房室結節に伝わりますので心室の収縮パターンは正常と同じです。このため、QRS波やT波は正常で、QRS幅も正常時と同じです。

これらをまとめると、ポイントは次の2つです。

1）通常の洞調律のP波より早いタイミングで出ている異所性P波がある
2）異所性P波に続くQRS波は正常

なお、心房性期外収縮は、出現の仕方によって、次のように表現します。
・PAC二段脈：洞調律1拍に対して1回のPACが現れる場合。
・PAC三段脈：洞調律2拍に対して1回のPACが現れる場合。
・PACショートラン：PACが3連発以上現れる場合（2連発の場合は、PAC2連発という）。

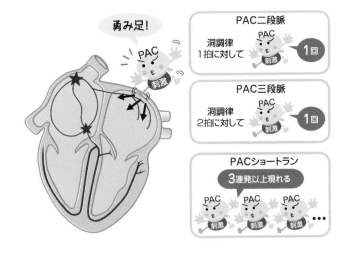

この波形と似ているので注意 ！

心室性期外収縮（PVC）

　心房性期外収縮が心房から発生する異常刺激であるのに対し、心室性期外収縮（→p75参照）は心室から異常刺激が出て、早期収縮が起こることをいいます。心室性期外収縮ではQRS幅は幅広で、Ｐ波が確認できないのが特徴です。

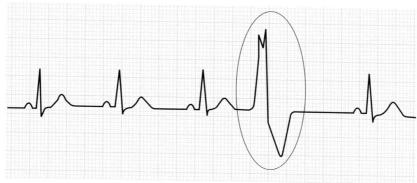

単発性心室性期外収縮

心房性期外収縮はなぜ起こる ？

　精神的緊張や疲労など（生理的な原因）、また心疾患や気管支炎など（病的な原因）

　心房性期外収縮の原因は、生理的な原因と病的な原因とに分けられます。
　生理的な原因としては、精神的緊張、疲労、睡眠不足、過剰な喫煙、アルコールの過剰摂取後などが挙げられます。
　一方、病的な原因としては、高血圧性心疾患、虚血性心疾患、心臓弁膜症、心筋症、心筋炎、先天性心疾患、心不全、肺気腫、気管支喘息、気管支炎、甲状腺機能亢進症などが挙げられます。また、薬物の影響（気管支拡張薬、カテコラミン）もあります。

心房性期外収縮を見つけたら、どうする ？

　連発する時は心房細動や心房粗動に注意する

　心房性期外収縮が頻発したり、連発したりする時は、要注意です。心房細動（→p69参照）や心房粗動（→p73参照）に移行する危険があります。連発する時は、患者の状態を観察してバイタルサインをチェックします。また、電解質のバランス、尿量、うっ血性心不全の症状なども観察しましょう。頻発や連発

しておらず、基礎疾患もない時は、特に治療の必要はありません。

column
期外収縮が起こるとどんな症状が

　患者の脈をとる時に、脈が脱落して抜けたように触れることがあります。そのほとんどは期外収縮によるものです（これを「結滞（けったい）」と表現します）。

　期外収縮を起こしていると、心臓に血液が十分に満たされなかったり、収縮のパターンが正常とは異なっていたりするために、血圧が出にくくなることが原因です。脈が弱くなって触れにくくなるため、脈が抜けたように感じるのです。ですから、心電図上の心拍数を確認するとともに、その心拍数と触診による脈拍数を比べることが大切になります。

　結滞は、心房性期外収縮よりも心室性期外収縮の時に多く起こります。逆に心房性期外収縮の場合は、「ドキン」「バクンバクン」という動悸を感じることが多くなります。この場合は、「心臓が飛び出しそうになる」などと表現されることが多いです。

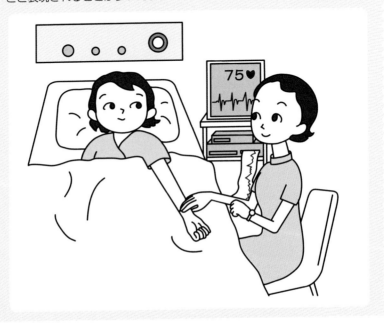

Ⅰ 刺激生成異常　2）異所性刺激生成異常・能動的刺激発生

心房細動（AF）

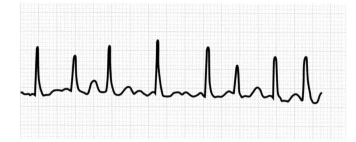

心房細動って何 ❓

心房が細かく震え、心房全体が正常に収縮しなくなる

　心房細動（AF：atrial fibrillation）は読んで字のごとく、心房が細かく震える
ように動いている状態です。心房のあらゆるところから異所性の不規則な刺激が
発生しますが、すべての刺激が心室に伝わるわけではありません。そのなかの
どれかが房室結節に伝わり、心室が興奮するので、RR間隔も不規則になります。

　心房が細かく震えているように動いている状態なので、心房収縮が正常より
弱く、そのため、心房から心室への血液の流入量も減少し、その結果、心室か
らの拍出量も減少します。

　なお、次項で説明する心房粗動（AFL：atrial flutter）も、心房の中で異常
な刺激が起きる不整脈です。臨床では、心房細動は「エーエフ」、心房粗動は「フ
ラッター」と呼んで区別をしています。

心房細動では、どんな心電図が出る ❓

P波がなく、f波がある。QRSの幅は狭く正常。RR間隔は不規則

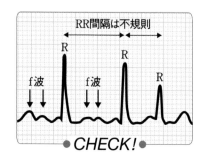

● CHECK! ●

　心房細動ではP波が存在しません。代わりに図のように基線がはっきりせず、小刻みに揺れる**f波（細動波）**が出現します。これは、心房内のいろいろなところから刺激が発生しているからです。その発生回数は350回／分以上になります。

　心房の刺激発生頻度があまりにも速いため、心室は刺激に反応しない状態、すなわち不応期にかかっているときは、すべての刺激が伝わらず、RR間隔は不規則になります。

　心房細動の心電図の特徴は次の通りです。

１）P波がなく、代わりに小刻みに揺れる f 波がある
２）RR間隔は不規則
３）QRS幅は正常

　QRS幅が正常なのは、心房内で発生した刺激は、結節間伝道路に入って房室結節に伝わり、その後は正常に心室に伝わるからです。

　なお、心房細動が細かい「揺れ」であるのに対して、心房粗動（しんぼう そどう）は「ノコギリの歯のような粗い基線」が特徴です。対比しながら合わせて覚えるようにしましょう。

この波形と似ているので注意 ❗

心房粗動（AFL）

　似ている波形を強いて挙げると、心房粗動（→p73参照）です。しかし、上記で説明したように、心房粗動の基線は「ノコギリの歯」のように粗く、心房細動とは異なります。

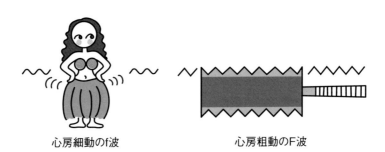

心房細動のf波　　　　　　　　心房粗動のF波

心房細動はなぜ起こる❓

心身性ストレスや過労など（生理的な原因）。心疾患など（病的な原因）

　心房細動は、健康な人であっても、ストレスなどを引き金に現れる不整脈です。また、年齢に関係なく、若い人でも出ることがあります。

　心房細動の原因は、生理的なものと病的なものとに分けられます。生理的なものとしては、心身性ストレスや過労などが挙げられます。

　一方、病的なものとしては、心房の異常が挙げられます。その代表例は、僧帽弁狭窄症、狭心症、心筋梗塞などです。いずれも、血液の流れが阻害され、心房に負荷がかかることが発症の引き金になります。

　また、高血圧、肺疾患、甲状腺機能亢進症などでも心房細動がみられます。基礎疾患に心不全がある場合には、原因にも、増悪要因にもなります。

ココをマスター

P波の見つけ方と、心電図を覚えるコツ

　先輩ナースに心電図を覚えるための工夫を聞きました。

　まず、「P波が見つからない」という声が意外にあるようです。

　「QRS波の前にある、小さな山がP波です。ただし、QRS波が小さくてはっきりわからないことがあります。この時は、モニターの誘導を変えてみましょう。QRS波がはっきり出た波形で、P波を見つけてみましょう」

　心電図を覚えるために、新人の頃に心がけていたことは？

　「ポケットの中に、P-QRS-Tの波形と意味、正常時間が書いてあるメモを忍ばせていました。おかしいなと思ったら、何回もメモを見て確認していくうちに、自然に覚えていきました」

　新人ナースは、どんなことに戸惑っていますか？

　「参考書などで勉強していても、いざモニターでいつもと違う心電図波形や洞調律でない波形を見ると、どんな不整脈かが判断できないようです」

　そんな時はどうしたらいいのでしょう。

　「モニターで、見たことがない波形が出たら、すぐに記録して先輩ナースに報告しましょう。そして勤務が終わったあとで、とった記録を見ながら調べるといいでしょう。私はモニターファイルを作成し、本と照らし合わせながら勉強しました。勉強した後は、先輩ナースに分からないことを質問し、その都度確認するようにしていました」

心房細動を見つけたら、どうする❓

発作性か慢性かを見極め、基礎疾患の有無も確認する

　心房細動は心室細動と異なり、通常はあわてて治療する必要はありません。ただし、前述したように、心房細動では心房の収縮が弱くなっており、そのため、心室への血液の流入が減少し、その結果、心室からの拍出量も減少します。これにより血圧の低下が起こることがあります。そのため、心疾患などの基礎疾患がある場合は、病状や原因などを調べた後で、適切な処置を行います。まずは、発作性なのか慢性なのかを見極めるとともに、基礎疾患の有無を確認します。自覚症状や既往症について、患者や家族から話を聞くことも大切です。

　発作性の場合は、循環不全の程度によって、心拍数コントロールと除細動が行われます。この場合は、血圧、心拍数、時間尿量、中心静脈圧などの観察が必要です。頻拍の場合は、心仕事量を増大させるような負荷を避けることが重要になります。

column

パフって何？

　心房細動は2つに分類されます。1つは、発作性心房細動（Paf：paroxysmal atrial fibrillation）で、もう1つは慢性心房細動（chronic Af：chronic atrial fibrillation）です。発作性のものは、パフ（Paf）と呼ばれることが多いので覚えておきましょう。

　発作性心房細動は、通常は正常洞調律で動いている心臓が、上室性期外収縮などを引き金に心房細動を起こす現象です。長いと数日にわたって続きますが、また洞調律に戻ります。

　一方、慢性心房細動は、洞調律には回復せず、心房細動の状態が続きます。しかし、慣れてしまうと、動悸もほとんど感じなくなるのが一般的です。

　いつも正常洞調律だった人が突然、心房細動になると、ドキドキといった動悸や胸部不快感を感じることがあります。このため、発作性心房細動の場合は、洞調律に戻す処置をすることが重要になります。

心房粗動（AFL）

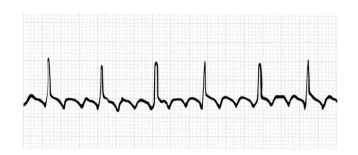

心房粗動って何 ❓

心房の中の1か所から高頻度で刺激が出ており、心室へ
の伝導が異常になっている状態

　心房粗動は、心房のある1か所から刺激が出て心房の中で興奮がぐるぐると
規則正しく、250〜300回／分という速さで回っている状態です。そのため、P
波はなくノコギリの歯のような、F波（粗動波）ができます。

　心臓がどのような状態になっているかを、正常洞調律と比べてみると、正常
洞調律では、心房からの刺激が規則的に心室に伝わります。つまり、心房から
の波が一つひとつ規則的かつリズミカルに心室に伝わるわけです。

　ところが、心房粗動ではすべての刺激が伝わるとは限りません。心房での刺
激がすべて伝われば**1対1伝導**（伝導比*：1対1）ですが、2回のうち1回
伝われば**2対1伝導**、4回のうち1回伝われば**4対1伝導**になります。これに
ついては、次で詳しく説明します。

　なお、心房粗動は、心房細動（AF）と区別するために、「**フラッター**」（AFL：
atrial flutter）と呼びます。

＊伝導比＝心房の興奮が心室に伝導される比率のこと

心房粗動では、どんな心電図が出る❓

ノコギリ歯状のF波がギザギザに現れる心電図

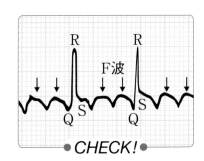

心房細動と同じように、P波がありません。代わって、図にあるようにノコギリ歯状のギザギザのF波が見られるのが特徴です。

F波の刺激発生頻度は250〜300回／分以上になっています。これは、心房内の1カ所から刺激が発生し、それがぐるぐる回り（リエントリー）をしている状態です。そして、このぐるぐる回りをしている刺激のうちのいくつか、もしくはすべてが心室に伝わっていると、心室収縮を起こします。

その伝わり方は一般に、2対1（心房の2回の興奮のうち1回が心室に伝導された状態）や4対1（心房の4回の興奮のうち1回が心室に伝導された状態）のように、比較的規則的に刺激が伝わります。まれに、1対1伝導ということもあります。1対1ということは、ぐるぐる回りの興奮がすべて心室に伝わるということですから、大変です。心拍数は250回／分以上になり、場合によっては血圧が低下し、失神状態になってしまうこともあります。

心房粗動の心電図の特徴をまとめると次のようになります。

1）P波がなく、ノコギリ歯状の粗動波（F波）が見られる
2）F波に続くQRS波はあるが、2対1、3対1、4対1などの割合で見られる
3）QRS幅は正常である
4）RR間隔は、伝導比が一定であれば規則的になる

この波形と似ているので注意 ！

心房細動（AF）

　心房細動（→p69参照）も P 波が存在しません。しかし、心房粗動と違って基線が細かい「揺れ」になっています

心房粗動はなぜ起こる ？

心疾患など基礎疾患や薬物によるものがほとんど

　心房粗動が健康な人に出ることはまずありません。その原因は、基礎疾患や薬物によるものがほとんどです。
　僧帽弁疾患、虚血性心疾患、心筋炎、先天性心疾患、呼吸器疾患、代謝性疾患といった基礎疾患を持つ患者の心房に負荷がかかったような場合に、出現することが多いです。
　また、ジキタリスや抗不整脈薬の投与中に発現することもあります。

心房粗動を見つけたら、どうする ？

バイタルサインや12誘導心電図を確実にとり、容態を観察する

　心房粗動を起こす患者の多くは、もともと心疾患などの基礎疾患を持っている場合があります。このため、異常の早期発見や治療が重要であることはいうまでもありません。

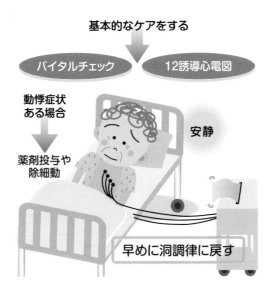

基本的なケアをする

バイタルチェック　　12誘導心電図

動悸症状
ある場合

薬剤投与や
除細動

安静

早めに洞調律に戻す

　心房粗動が出現したら、バイタルサインのチェックや12誘導心電図をとるなどの基本的なケアをするとともに、患者を安静にし、循環不全の有無を確認します。安定していれば、薬剤を投与して心拍数コントロールおよび除細動を行います。心房粗動は、2対1伝導や1対1伝導といった高度の頻脈になる恐れがあります。早めに洞調律に戻すことが必要です。

ココをマスター

3：1伝導と4：1伝導の見分け方

　心電図1を見てください。これは、3：1伝導の心房粗動でしょうか。それとも、4：1伝導の心房粗動でしょうか。

　このような心電図を見た時、上の山を数えるのか、それとも下の谷を数えるのか。F波そのものの数え方、確認の仕方が分からないことがあると思います。

　分かりやすいのは、QRS波の直前にあるF波の山から、1つ前のQRS波までの山を数える方法です。この方法で、心電図1は4：1伝導の心房粗動ということが分かります。

　モニター心電図で分かりにくい時は、12誘導心電図のV1を確認してください（心電図2）。V1は右房の近くの動きを表しますから、ここは心房の動き、つまり心房粗動の状態を最もリアルにキャッチできます。

　もちろん、臨床には様々な患者、様々な心電図があります。伝導比が3：1、4：1と混在する場合もあります。そんな時は、そのまま3：1〜4：1の心房粗動と表せば大丈夫です。

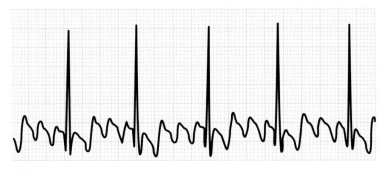

心電図1

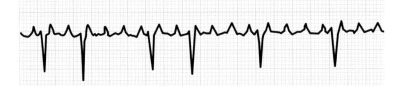

心電図2

心室性期外収縮 （PVC）

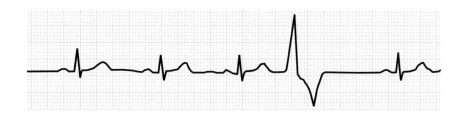

心室性期外収縮って何 ❓

心室から出る刺激により、通常より早いタイミングで心
臓に電気が流れる現象

　不整脈のなかで最もよく見られるのが期外 収 縮 です。期外収縮とは、心臓
の洞結節とは別の場所から、やや早いタイミングで心臓に電気が流れる現象で
す。このうち心房から出てくる期外収縮を**心房性期外収縮**（→p65参照）、心
室から出てくる期外収縮を**心室性期外収縮**（PVC［ピーブイシー］：
premature ventricular contraction）といいます。

本来より早いタイミングで出ている期外収縮

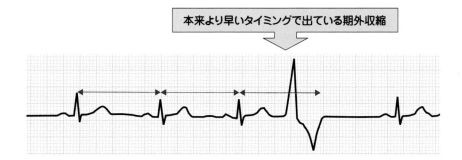

　心室性期外収縮を起こしている患者の脈拍を測ると、脈が1拍欠けたように
感じることがあります。しかし、決して心臓が止まったわけではありません。
予想されるタイミングより早期に心臓が収縮したため、脈として触れることが
できなかった（つまり、脈圧が弱かったために脈を触れなかった）に過ぎません。

心室性期外収縮では、どんな心電図が出る❓

基本は、P波は確認できず、幅広く異常なQRS波、逆向きのT波が出る心電図

　心室性期外収縮の現れ方には次の４つのものがあります。

①単発性_{たんぱつせい}心室性期外収縮
②多発性_{たはつせい}心室性期外収縮（２段脈、３段脈、４段脈）
③連発性_{れんぱつせい}心室性期外収縮（ショートラン）
④多源性_{たげんせい}心室性期外収縮

　①の単発性の心室性期外収縮とは、P波がは確認できず、QRS波は幅広く（0.12秒以上）、T波はQRS波と逆向きになり、正常波形と大きく変わっています。

　この波形が頻発していなければ単発性といいます。単発ではなく、増えてきたり、連発したりするようなら注意が必要です。病態の悪化や失神、突然死などの前兆である可能性があります。

　②の多発性心室性期外収縮は、心室期外収縮が頻発することで、①の波形が洞調律に対して規則的あるいは不規則に出現しています。その出現の仕方によって２段脈、３段脈などと呼ばれます。

２段脈とは、正常の収縮と心室期外収縮が交互に出る

３段脈とは、洞収縮２つに対し心室期外収縮が１つ出る

４段脈とは、洞収縮３つに対しPVCが１つ出る

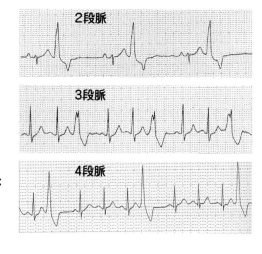

③の連発性心室性期外収縮（ショートラン）は、同じ形の心室性期外収縮が連発します。

　④の多源性心室性期外収縮は、心室の2カ所以上の異なった部位から興奮が生じるもので、形の違う心室性期外収縮が現れます。多発すると**R on T現象**が起こりやすく、危険な心室性期外収縮です。

　R on T現象とは、前のT波の頂上付近に心室性期外収縮が重なっている状態をいいます。T波の頂上付近は**受攻期**（じゅこうき）と呼ばれ、この時期に発生する刺激は危険な不整脈に移行しやすく、注意が必要です。

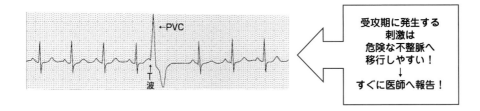

受攻期に発生する
刺激は
危険な不整脈へ
移行しやすい！
↓
すぐに医師へ報告！

この波形と似ているので注意 ！

心房性期外収縮（PAC）

　前述の通り、心房性期外収縮（→p65参照）は、心房から刺激が出て起きる期外収縮です。心房性期外収縮では、P波があり、QRS波が正常であるのが特徴です。ただ、P波は正常なP波とは形が異なります。

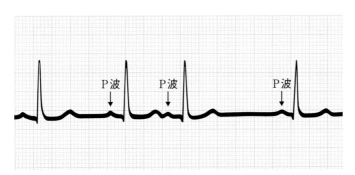

心房性期外収縮

心室性期外収縮はなぜ起こる ❓

心筋の異常や電解質異常による

原因としては、主に心筋の異常と電解質異常があげられます。心筋の異常としては、狭心症、急性心筋梗塞、心筋症、心臓弁膜症、心筋炎などの器質的心疾患が挙げられます。

また、低カリウム、高カリウムなどの電解質の異常によっても起こるとされます。このほか、薬剤（ジキタリス、抗不整脈薬）の投与中や甲状腺機能亢進症、代謝性疾患などによっても、心室性期外収縮が起こることがあります。また、これらの疾患がない健康な人でも、疲労、ストレスや喫煙などによって起こるケースもあります。

心室性期外収縮を見つけたら、どうする ❓

心筋梗塞が起きている場合は要注意

心室性期外収縮はよく見かける不整脈の1つです。そこで、問題は心室性期外収縮そのものよりも、そこから心室頻拍や心室細動に移行する危険性がどのくらいあるのかということです。心室性期外収縮は健康な人でも見られ、単発性のものは必ずしも病的とはいえませんが、多発する場合は注意を要します。基礎疾患や原因をよくアセスメントして対処することが重要です。

とりわけ、心筋梗塞が起きている時の心室性期外収縮は要注意です。この場合は、Lown（ラウン）分類に従って行動します。Lown分類は、急性心筋梗塞における心室性不整脈の重症度判定のためのものです。レベルが高いほど重症度が増します。

● 覚えておこう ●

心室性期外収縮の危険度　Lown(ラウン)分類	
grade0	心室期外収縮なし
grade1	散発性(1個/分または30個/時間以内)
grade2	散発性(1個/分または30個/時間以上)
grade3	多形性(期外収縮波形の種類が複数あるもの)
grade4a	2連発
grade4b	3連発
grade5	短い連結期(R on T現象)

column

P波が出ない、補充収縮

　心臓という臓器は、知れば知るほどすぐれた機能を持っています。その１つが「補充収縮」です。

　補充収縮はいわば、生体の防御反応といえます。洞結節が刺激を出さなくなってしまった時、房室結節、ヒス束、プルキンエ線維が洞結節の代わりに刺激を出し、心臓の拍出を補おうとするのです。

　房室結節から刺激が出る場合は「房室接合部性補充収縮」、ヒス束、プルキンエ線維から刺激が出る場合は「心室性補充収縮」といいます。

　心室性の補充収縮の心電図の特徴は、P波がなく、心室性期外収縮と同じように幅の広いQRS波が出現しますが、期外収縮との違いは、通常の収縮より遅いタイミングででることです。

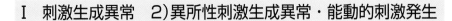

I 刺激生成異常 2）異所性刺激生成異常・能動的刺激発生

心室性頻拍（VT）

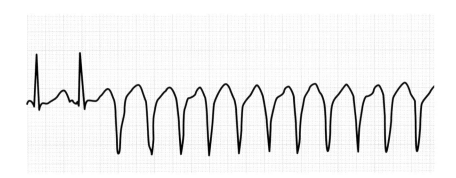

心室性頻拍って何 ❓

> 心室の1カ所から刺激が繰り返し出され、心室性期外収縮が3連発以上続く状態

　緊急性が高い波形です。**心室性頻拍**（VT［ブイティー］：ventricular tachycardia）は、心室性期外収縮（→p70参照）の連発が続いているような状態です。心拍数が120〜250回／分で、心室性期外収縮が3連発以上発生することを心室性頻拍としています。心室に発生した興奮がぐるぐる回ることや、自動能が亢進することで発生します。心室だけの興奮が続く不整脈で、このような現象をリエントリーと呼びます。

　心室のある1カ所から刺激が繰り返し出され、同じ形の心室性期外収縮が連続します。心拍出量が低下し、血圧低下、意識消失に至る危険が大きいです。

　急性心筋梗塞で起こることが最も多く、止まらないと死亡率が高くなります。

リエントリー
心室だけの興奮が続く不整脈

心拍数
1分間に120〜250回

刺激 ← 刺激 ← 刺激

心室性期外収縮
3連発以上続く

心室性頻拍

心室性頻拍脈では、どんな心電図が出る ❓

幅広いQRS波が連続し、P波は隠れて見えない心電図

　心室のある1カ所から刺激が繰り返し出されるので、同じ波形が続きます。3連発以上で心室性頻拍と判断します。ほぼ規則的に幅広い異常なQRS波が出現します。このようなQRS波が幅広い頻拍を見つけたら、心室性頻拍としてすぐ医師に報告します。

　心電図の特徴は次の通りです。

1）0.12秒以上の幅広いQRS波が連続する
2）P波はQRS波に隠れて見えないことが多い
3）RR間隔はほぼ一定
4）心拍数は120〜250回／分

　左脚ブロック（LBBB）
　左脚ブロック（→p117参照）で脈が速くなると、P波が分かりにくくなって心室性頻拍のようにみえます。しかし、左脚ブロックではP波があるので、その有無によって鑑別します。

▶▶ P波は見えず、幅広いQRS波が連続する（下向き）

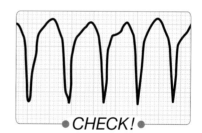

●*CHECK!*●

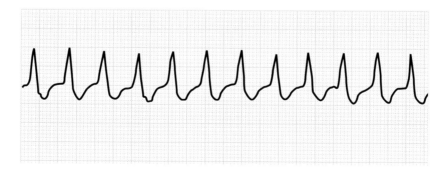

▶▶ P波は見えず、幅広いQRS波が連続する（上向き）

どうして上向きと下向きの波形ができる❓

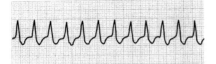

上向きの波形

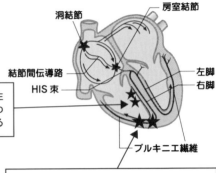

刺激の発生部位が、心室の上の方にあり、発生した刺激が、プルキニエ繊維を通常どおり伝わるため、心室の収縮波形は、上向きの波形となる

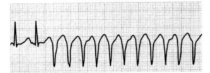

下向きの波形

刺激の発生部位が、心室の下の方のため、発生した刺激が、プルキニエ繊維を逆行して伝わるため、心室の収縮波形は、下向きの波形となる

Point!

- 30秒以上持続する場合、持続性頻拍（sustained VT）と呼び、30秒以内に自然に治るものを非持続性頻拍（nonsustained VT）と呼びます。

この波形と似ているので注意❗

左脚ブロック（LBBB）

　左脚ブロック（→p117参照）で脈が速くなると、P波が分かりにくくなって心室性頻拍のようにみえます。しかし、左脚ブロックではP波があるので、その有無によって鑑別します。

Ⅰ 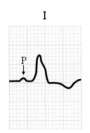　Ⅱ 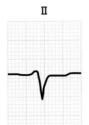　Ⅲ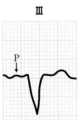

左脚ブロック

心室性頻拍はなぜ起こる❓
心疾患や電解質異常などが原因

心室性頻拍も心室細動も、前項で説明した心室性期外収縮と同じ原因で起こります。すなわち、急性心筋梗塞、心筋症、心不全などの心疾患、呼吸器疾患や強い電解質異常などが原因です。

心室性頻拍を見つけたら、どうする❓
意識と脈を確認し、循環動態に応じて臨機応変に対処する

心室性頻拍は心室細動に移行する危険性が高いため、早急な対応が重要です。心室性頻拍を見つけたら、すぐに患者の状態を見ます。ポイントは「意識があるかないか」「脈が触れるか触れないか」の2つです。

意識があって脈が触れる時は、（1）薬物療法による除細動、（2）麻酔下で電気的除細動—のいずれかの処置を取ります。

意識がなく、脈もない場合は、直ちに電気的除細動を行います。

column

ねじれたQRS波に要注意！―トルサード・ド・ポアン―

　トルサードとはフランス語で「ねじれ」の意味です。**トルサード・ド・ポアン**（torsades de pointes）は心室性頻拍の一種で、心電図上のQRS軸が数分ごとにねじれたようになることからこの名前がつけられました。**多形性心室性頻拍**とも呼ばれます。

　心電図には、QRS波とT波の区別をつけがたい波が出現します。これらの波は時間が経つとともにねじれたように変化します。心拍数は速く、200〜250回／分以上になります。

　臨床症状としては、嘔吐や胸部圧迫感、苦しそうな表情、失神が見られます。

　この波形が出た場合の対応は、心室性頻拍と同じです。薬剤が原因と考えられる時は、全薬剤を中止し、必要に応じて電気的除細動（→p168参照）を適用します。

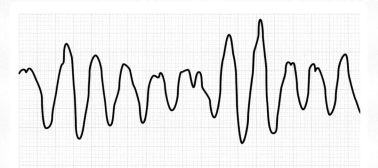

トルサード・ド・ポアン

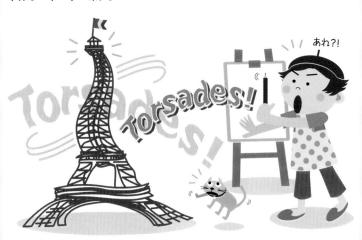

心室細動 (VF)

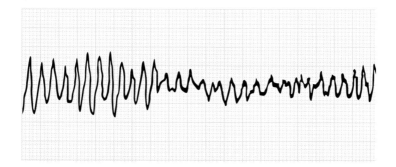

心室細動って何

心停止に陥った致死的不整脈

　緊急事態です。心室細動^{しんしつさいどう}（VF［ブイエフ］：Ventricular fibrillation）は、心室が小刻みにふるえ、心室から全身に血液を送り出すための有効な収縮がないため、心拍出量は得られず、血液循環が停止しています。つまり、心臓のポンプ機能が完全に失われた、心停止の状態です。

　このように、死の危険がある不整脈を**致死的不整脈**といいます。

心室細動では、どんな心電図が出る

P波、QRS波、T波の区別がない不規則な波形

　QRS波は幅広く不規則な波形を示し、P波は認められません。基線は不規則に揺れています。P波、QRS波、T波の区別は全くできません。

▶▶ **P波、QRS波、T波の区別がなく、不規則な波形が出現**

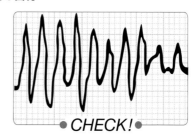

● *CHECK!* ●

心室細動はなぜ起こる❓
心室性期外収縮の連発、多源性の心室性期外収縮、心室頻拍などが原因

　心室細動は、心室性期外収縮の連発、多源性の心室性期外収縮（→p77参照）、R on T現象、心室性頻拍（→p82参照）から誘発されやすいとされています。

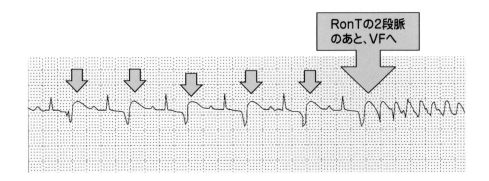

RonTの2段脈のあと、VFへ

心室細動を見つけたら、どうする❓
直ちに心肺蘇生法を開始する

　心室細動は心停止と同じ状態です。数秒で意識が消失し、その後、呼吸が停止します。約3分以内に血流が再開して酸素が供給されないと、脳死が訪れます。
　心室細動では、直ちに心肺蘇生術（CPR：cardio pulmonary resuscitation）と電気的除細動が必要になります。もし、あなたが第一発見者で、近くに先輩ナースや医師がいない時には、即座にCPRを開始するとともに、「VFです。集まってください」（または、「CPA*です」）と声を出して、応援を呼びます。電気的除細動を行った後は、2次救命処置の基本に従い、心肺蘇生法を行います。

＊CPA：cardio pulmonary arresti　心肺停止

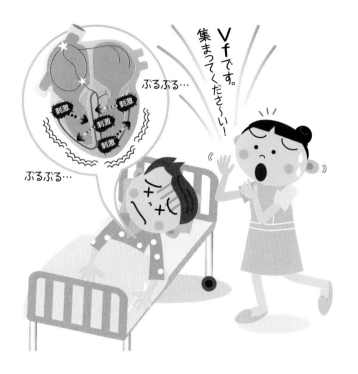

column

心肺蘇生法（CPR）って何？

　心室細動を起こしている時は、一刻も早い心肺蘇生法（CPR）が重要です。心臓マッサージで、心室細動が止まるケースもあります。医療に携わる者として、トレーニングを積んで心肺蘇生術をマスターし、いざという時に対処できるように準備しておくことは何より重要です。

　心肺蘇生には、補助具を用いることなく手や口を利用して行う一次救命処置（BLS：Basic Life Support）と、薬剤や医療器具を使って行う二次救命処置（ACLS：Advanced Cardiovascular Life Support）とがあります。臨床の場では患者の状態に応じ、一次救命処置から二次救命処置へと引き続いて行われます。

　心停止した場合、除細動を行うのが１分遅れるごとに救命率が１割ずつ低下するといわれ、素早い対応が求められます。

　2004年７月から、一般人でも除細動器を使用できるようになりました。現在、空港や駅、病院の待合室などの公共の場に、自動的に除細動の指示をする自動体外式除細動器（AED：automated external difibillator）が設置されています。みなさんも、AEDを適切に使用できることを目指しましょう。

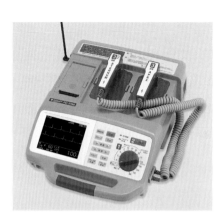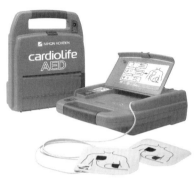

除細動装置は心臓に電気ショックを与えることで、不整脈を除去する。自動体外式除細動器は、除細動の必要性を器械が判断し、音声で手順を指示する

房室接合部補充調律 （AV Junctional Rhythm）

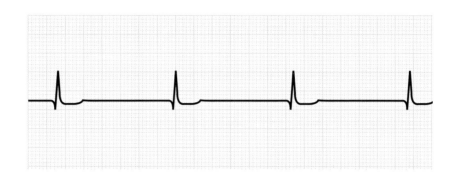

房室接合部補充調律って何 ❓

洞結節から刺激が出ないので、房室接合部が出す補充の刺激

　房室接合部補 充 調 律（AV Junctional Rhythm：atrio ventricular Junctional Rhythm）は、洞結節から刺激が出ないため、房室接合部が代わりに「補って（補充して）」刺激を出している状態です。

　洞結節が障害された時、または洞房ブロックのために興奮が心室に伝わらなくなった時に、房室接合部がペースメーカーになって刺激を出します。

房室接合部補充調律では、どんな心電図が出る ❓

P波がなく、RR間隔は一定、QRSも正常である心電図

　P波のないQRS波が特徴です。QRS波はほぼ正常で、RR間隔も一定です。心拍数は40〜50回／分で規則的です。

▶▶ P波がなく、RR間隔は一定

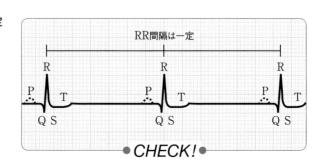

● CHECK! ●

この波形と似ているので注意 !

心房細動（AF）

　強いてあげれば、同じくP波のない心房細動（→p69参照）と似ています。しかし、房室接合部補充調律は、RR間隔が一定で基線がまっすぐですから、鑑別は難しくありません。

房室接合部補充調律はなぜ起こる ?

迷走神経の緊張亢進（生理的な原因）、虚血性心疾患（病的な原因）など

　生理的な原因と病的な原因に分けられます。生理的なものとしては、迷走神経の緊張亢進で起こることがあります。

　病的な原因としては、虚血性心疾患、特に急性心筋梗塞、高血圧、心筋炎などで生じることが多いです。

房室接合部補充調律を見つけたら、どうする ?

ワゴトニー症状の際は、トレンデンブルク体位を取る

　房室接合部補充調律の場合も、起こっている状況によって対処の仕方に違いがあります。

　例えば、ワゴトニー症状の時に、房室接合部調律が出現した場合は、トレンデンブルク体位を取ることなどで正常に戻ります。

　心臓のカテーテル治療後の冠動脈の再閉塞などで房室接合部補充調律になった場合には、心電図上でST部分の変化があります。ワゴトニー症状の時と同じ対処を早急に実施しますが、再度、冠状動脈治療を行うこともあります。

　どの不整脈でも、循環動態の変動や自覚症状に注目して対処しましょう。

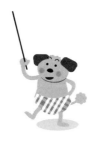

促進性心室性固有調律 (AIVR)

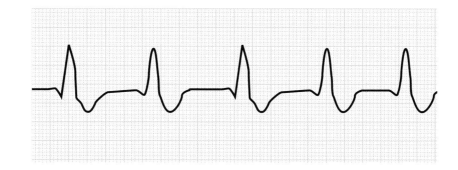

> **促進性心室性補充調律って何** **?**
>
> 洞結節から刺激が来ないうえ、房室結節からも刺激が来
> ないので、心室が刺激を出している状態

　促進性心室性補 充 調 律（促進性心室固有調律ともいいます）に入る前に、
まず心室性補充調律（心室固有調律）について説明しておきます。

　心室性補充調律とは、一次中枢である洞結節、さらには二次中枢である心房
からも刺激が出ないため、自動能の働きで心室のどこかから刺激が出て、心臓
を動かしている状態です。心室が代わりに「補って（補充して）」刺激を出す
ことから、心室性補充調律といいます。心拍数は30～40回／分と遅めです。

　臨床の現場で問題になるのは、促進性心室性補充調律です。

　促進性心室性補充調律は心室性補充調律と同じく、心室が刺激を出している
状態で、なおかつ、心拍数が60～120回／分のものをいいます。

　促進性心室性補充調律は、心室の異所性興奮が高まることで起きます。心室
が刺激を出す状態が心室性補充調律よりも加速されている、つまり「促進性」
のものであるということから、心室性補充調律とは区別されています。臨床の
現場では、AIVR（エーアイブイアール：accelerated idioventricular rhythm）
と呼んでいます。

▶▶ P波はなく、QRS波は幅広い
▶▶ 心拍数が60〜120回/分と速い

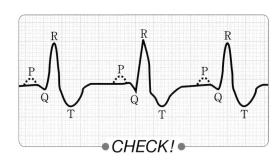

●CHECK! ●

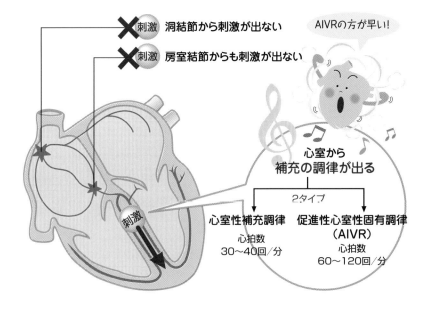

✕ 刺激 洞結節から刺激が出ない

✕ 刺激 房室結節からも刺激が出ない

AIVRの方が早い!

刺激

心室から
補充の調律が出る

2タイプ

心室性補充調律
心拍数
30〜40回/分

促進性心室性固有調律
（AIVR）
心拍数
60〜120回/分

促進性心室性補充調律では、どんな心電図が出る❓

心室が刺激を出しているので、P波がなく、QRS波の幅が広い心電図

　洞結節から刺激が出ていないので、P波は見られません。これは心房が収縮していないことを示しています。QRS波は幅広いので、房室結節からの刺激でもないことが分かります（前に学習したように、房室結節から刺激が出ていれば、QRS幅は正常時と同じ形になります）。このように、この心電図は洞結節、心房、房室結節からの刺激発生がなく、心室から刺激を発生している状態を表しています。

　なお、心室性補充調律の心電図もP波はなく、幅広いQRS波がみられます。しかし、心拍数は30〜40回／分と徐脈になります。一方、促進性心室性固有調律は心拍数が60〜120回／分ですから、心拍数の速さで見分けることがことができます。

この波形と似ているので注意❗

心室性頻拍（VT）

　促進性心室性固有調律は、一見すると心室性頻拍（→p82参照）に見えることがあります。

　見分け方のポイントは、心拍数です。心室性頻拍は120回／分以上の頻拍になりますが、促進性心室性固有調律は洞調律と同じくらいで60〜120回／分です。

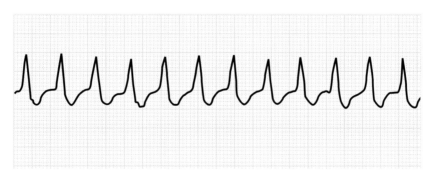

心室性頻拍

2
促進性心室性固有調律（AIVR）

促進性心室性固有調律はなぜ起こる **?**
急性心筋梗塞、ジキタリス中毒など

急性心筋梗塞の発症後、最初の48時間以内に起こることが多いとされています。また、ジキタリス中毒で起こることもあります。

促進性心室性固有調律を見つけたら、どうする **?**
血圧低下や心室性頻拍に注意し、全身状態の観察をする

洞性徐脈に伴って現れた場合は、心停止のおそれがあるため注意が必要です。急変に備え、救急カートや薬剤の準備を万全にしておきましょう。万一、心停止となったときは、ただちに心臓マッサージを行います。

急性心筋梗塞に伴って出現した場合は、一般に一過性のものが多く、治療の必要はないといわれます。しかし、心室性頻拍になる患者もいるので心電図モニターを注意深く監視しましょう。

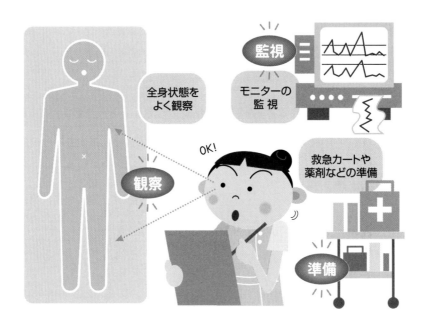

洞房ブロック (SA block)

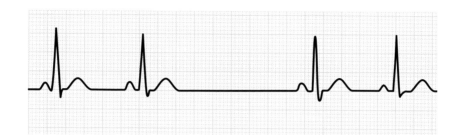

洞房ブロックって何❓

洞結節と心房の間で刺激の伝導が遮られる結果、心房への刺激が途切れる状態

　洞結節から刺激が出ているのに、洞結節と心房の間がブロックされ（遮られ）、心房への刺激が途切れている状態を**洞房ブロック**（SA block［**エスエーブロック**］：sinoatrial block）といいます。その結果、心房収縮が起こらず、そのため、心室収縮も起こりません。通常はすぐに正常に戻りますが、刺激が途切れる時間が長い場合は、たいてい房室接合部や心室から補充の収縮が出現します。

　この洞房ブロックは、洞機能不全症候群（SSS）に含まれる不整脈の１つです。洞房ブロックは３つに分類されます。

１）　Ⅰ度洞房ブロック
２）　Ⅱ度洞房ブロック（Ⅱ度房室ブロックと同じようにウェンケバッハ型とモービッツⅡ型があります）
３）　Ⅲ度洞房ブロック

　このうち、臨床の現場で判断しやすいのはⅡ度洞房ブロックのモービッツⅡ型であるため、これを中心に説明します。なお、洞結節の興奮は心電図には表れないため、Ⅰ度洞房ブロックは心電図上では診断はできません。

洞房ブロックでは、どんな心電図が出る ❓

P波が突然脱落し、脱落したP波の前後のPP間隔が正常の2倍、3倍（整数倍）に延長している心電図

洞房ブロックの心電図は、P波が突然脱落し、脱落したP波の前後のPP間隔が正常のPP間隔の2倍、3倍（整数倍）に延長するのが特徴です。わかりやすいように、洞房ブロックと、次ページにあげた洞停止の波形を比べてみましょう。

▶ **P波が突然脱落し、基本リズムの整数倍に延長したPP間隔がある**

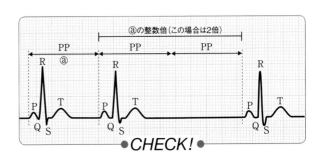

洞停止の心電図では、P波とQRS波が脱落している部分のPP間隔は、正常の整数倍にはなりません。これは、洞結節からの刺激そのものが発生しておらず、すべての収縮が停止しているからです。

これに対して洞房ブロックでは、脱落部の前後のPP間隔は正常の整数倍に延長しています。なぜ、2倍もしくは3倍といった整数倍になるのでしょうか。それを理解するために、まず正常な洞調律の仕組みを頭に描いてみましょう。

正常な洞調律では、洞結節から規則的に刺激が発生します。洞房ブロックでは、洞結節と心房との間で刺激がブロックされているだけなので、心電図にP波が出現しなくても、洞結節からの刺激は規則的に発生しています。

このため、刺激が1回ブロックされるとPP間隔は正常の2倍、2回ブロックされると3倍になります。洞停止や洞性不整脈では、PP間隔が整数倍になることはありません。

この波形と似ているので注意 ❗

洞停止（Sinus Arrest）

洞房ブロックのPP間隔は、ブロックされていないPP間隔の2倍、3倍というように整数倍になります。洞停止は整数倍にはなりません。

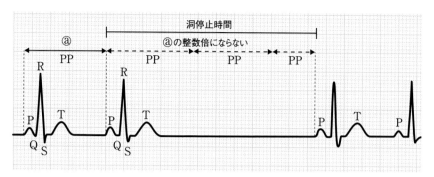

洞停止

洞房ブロックはなぜ起こる❓

迷走神経緊張状態や洞結節付近への酸素供給の低下、薬物の副作用など

　原因としては、迷走神経緊張状態や、洞結節付近への酸素供給の低下、薬物の副作用などがあげられます。

　洞結節付近への酸素供給の低下とは、冠状動脈の閉塞により、洞結節付近が虚血状態になって酸素の供給が少なくなることで、一時的に洞房ブロックが出現することもあります。

　また、迷走神経の緊張を高めるジキタリスなどの副作用によるものもあります。

洞房ブロックを見つけたら、どうする❓

洞房ブロックの回数、自覚症状を確認する

　洞房ブロックが頻繁に起きているかどうかを観察します。また、脈が抜ける、めまいがするといった自覚症状の観察も大切です。洞房ブロックから心停止になり、アダムス・ストークス症候群などをひき起こすことがあるので、注意が必要です。

●覚えておこう●

Adams−Stokes（アダムス・ストークス）症候群
脳が低酸素状態になることから突然起こる、失神発作を伴う意識障害のこと。原因として、房室ブロックやSSSなどの徐脈性不整脈、または心室性頻拍や心室細動などの頻脈性不整脈が挙げられます。AdamsとStokesという研究者の名前を取っています。

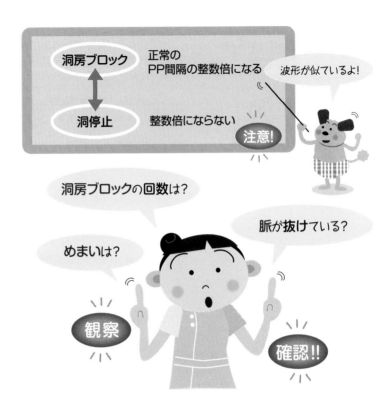

column

洞機能不全症候群（SSS）って何？

　洞結節の機能不全による不整脈のことを、洞機能不全症候群と呼びます。臨床の現場ではSSS（[スリーエス、トリプルエスなど]：sick sinus syndrome）と呼びますので、覚えておきましょう。

　SSSは次の3つのタイプに分類されています。

1）高度の洞性徐脈（50回／分以下）
2）P波が途切れて出なくなる洞停止や洞房ブロック
3）徐脈頻脈症候群（徐脈と頻脈を繰り返す症候群で、突然心拍が停止する）

　いずれも、洞結節（サイナス・ノード）の調子が悪いことが原因で、きちんとしたリズムで刺激を出せない状態です。

　心電図モニターでSSSを見つけたら、症状の有無や程度の確認をします。脳虚血症状（アダムス・ストークス発作）や心不全症状を伴う場合は、心臓ペースメーカーの植え込みが必要となります。緊急時には一時的に体外式のペースメーカーを装着することもあります。

Ⅰ度房室ブロック（AV block Ⅰ°）

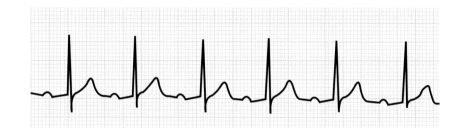

❓ Ⅰ度房室ブロックって何

　何らかの伝導障害があり、心房から心室への伝導時間が
長くなった状態

　心房から心室への伝導が障害されている状態を、**房室ブロック**（AV block
［**エーブイブロック**］：atrioventricular block）といいます。その仕組みを理解
するために、もう１度、刺激伝導についておさらいしておきましょう。

　洞結節から出た刺激は、心房を収縮させながら（この過程がP波）、房室結
節からヒス束に伝わり、さらに左右の脚・プルキンエ線維に伝導されて心室が
収縮します（この過程がQRS波）。

　ところが、房室結節やその周辺で何らかの伝導障害があると、心房から心室
への刺激伝導が遅くなります。この状態が房室ブロックです。

　房室ブロックは３つに分類されます。

1) Ⅰ度房室ブロック（心房〜心室の伝導時間が長くなる）
2) Ⅱ度房室ブロック（心房〜心室への伝導が時々つながらなくなる）
3) Ⅲ度房室ブロック（心房〜心室への伝導が全くつながらない）

　Ⅰ度房室ブロック（AV block Ⅰ°）は、心房から心室への伝導時間が長くな
る状態です。つまり、心房の興奮から心室の興奮までの時間（＝房室伝導時間）
が、正常より延長しているのです。逆の言い方をすると、房室伝導時間は延長
していても、心房から心室への伝導は必ず伝わっている状態といえます。

I 度房室ブロックでは、どんな心電図が出る

PQ時間が長い心電図

I度房室ブロックは、心房から心室への伝導（房室伝導）が通常よりも長いことから、PQ時間が長いのが特徴です。ポイントは次の通りです。

1）P波がある
2）P波に続くQRS波がある
3）PQ時間が延長している
4）QRS幅が正常
5）PP間隔、RR間隔が等しく一定
6）脈拍数は正常

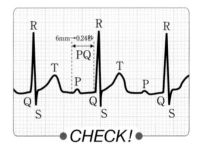

●CHECK!●

つまり、P波に続くQRS波が必ずあり、PQ時間は遅延しているが間隔は一定ということになります。PQ時間は、0.21秒以上に延長します。

PQ時間が延びても、心臓の自覚症状はなく、治療の必要もありません。しかし、より高度なブロックへの移行の危険がないか、心疾患などが隠れていないかなど、チェックが必要です。次に説明するII度房室ブロックやIII度房室ブロックを見極めるためにも、I度房室ブロックの波形をきちんとマスターしておきましょう。

房室ブロック
心房から心室への伝導が障害されている状態

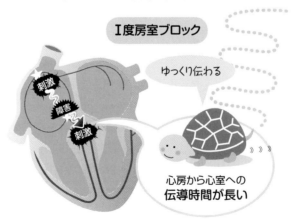

Ⅰ度房室ブロックはなぜ起こる❓

薬剤投与、迷走神経緊張状態など

頻脈性の不整脈治療などのためにジキタリスやβ-遮断薬を投与したことが原因になることがあります。また、迷走神経緊張状態の影響も大きいとされています。

また、房室結節への酸素供給不足によっても起きることがあります。

Ⅰ度房室ブロックを見つけたら、どうする❓

急性心筋梗塞の場合は、注意深く経過観察する

Ⅰ度房室ブロックでは自覚症状はありません。臨床的にはほとんどが経過観察になります。しかし、急性心筋梗塞の急性期では、Ⅱ度房室ブロック、Ⅲ度房室ブロックに移行する危険があるので、注意深い経過観察が必要です。PQ間隔やQRS波の脱落などに注意しながら、継続してモニタリングします。また、薬剤による可能性がある時は、原因になりそうな薬剤を確認します。

Ｐoint!

- 刺激伝導系も酸素が必要です。洞結節や房室結節には、主に右冠動脈から酸素が供給されています。そのため、右冠動脈に狭窄が起きると房室ブロックが起こることがあります。

2

Ⅰ度房室ブロック（AV block Ⅰ°）

column

ジキタリスと中毒

　ジキタリスは強心利尿の薬草として古くから用いられ、現在では強心薬の代表的なものになっています。具体的には、強心作用や利尿薬として、うっ血性心不全、それが原因で起こる浮腫、虚血性心疾患、心臓弁膜症などに用います。

　また、ジキタリスは細胞内のCaチャネルを刺激するので、頻脈性不整脈の治療薬として使用されます。ただ一方、不整脈の増悪や新たな重症不整脈をひき起こす副作用を持っているので、注意が必要です。

　房室ブロックをはじめ、心室性頻拍、心室細動、心房細動、洞性徐脈、洞房ブロック、洞停止など、あらゆる不整脈が誘発されるおそれがあります。

　このため、ジキタリス投与時には、心電図波形をはじめ、自覚症状や尿量、電解質などをこまめにチェックすることが大切です。

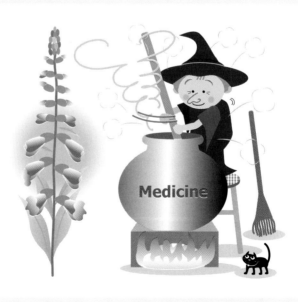

Ⅱ度房室ブロック (AV block Ⅱ°)

①ウェンケバッハ型

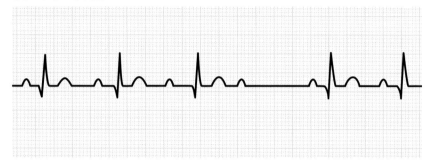

②モービッツⅡ型

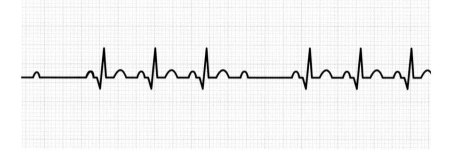

Ⅱ度房室ブロックって何❓

心房から心室への伝導が時々つながらなくなる状態

　Ⅱ度房室ブロック（AV block Ⅱ°）とは、心房から心室への伝導が時々つながらなくなる状態をいいます。つまり、房室結節やその周辺に何らかの伝導障害があるために、心房から心室への刺激伝導が途切れる状態です。

　Ⅱ度房室ブロックは2つに分類されます。

1）モービッツⅠ型（ウェンケバッハ型）房室ブロック
2）モービッツⅡ型房室ブロック

Ⅱ度房室ブロックでは、どんな心電図が出る

P波はあるが、ときどきQRSが脱落している心電図で2つのタイプがある

　ウェンケバッハ型は、PQ間隔が徐々に延び、ついにはQRS波が脱落するのが特徴です。

1）P波がある

2）P波に続くQRS波はあるが時々脱落している

3）PQ間隔が徐々に延長している

4）QRS幅は正常

5）PP間隔は一定

6）RR間隔は一定ではなく、PP間隔とRR間隔が同じではない

7）脈拍数は正常もしくは徐脈になる

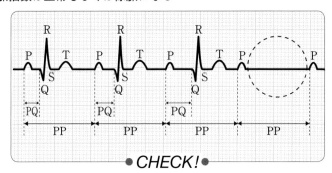

●*CHECK!*●

　モービッツⅡ型は、PQ間隔は常に一定で、突然何の前触れもなくQRS波が欠落します。

1）P波がある

2）P波に続くQRS波はあるが、時々脱落している

3）PQ間隔は一定

4）QRS幅は正常

5）PP間隔は一定だが、RR間隔が一定ではない

6）脈拍数は正常か徐脈

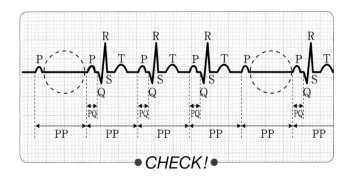

●*CHECK!*●

この波形と似ているので注意 ！

Ⅱ度洞房ブロック（SA block Ⅱ°）

　Ⅱ度房室ブロックでは、脱落しているQRS波の前にP波があります。Ⅱ度洞房ブロックでは、脱落しているQRS波の前にはP波がありません。

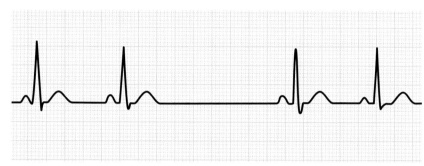

Ⅱ度洞房ブロック

Ⅱ度房室ブロックはなぜ起こる ？

　　　多くは急性心筋梗塞が原因。また、薬剤投与や迷走神経
　　　緊張状態の影響で起こることもある

　Ⅱ度房室ブロックの多くは、急性心筋梗塞に合併してひき起こされます。また、頻脈性の不整脈治療などのためにジキタリスやβ-遮断薬を投与したことが原因になることもあります。迷走神経緊張状態の影響も大きいとされます。

Point!

- Ⅱ度房室ブロックのうち、伝導比が２対１以上になるものを高度房室ブロックといいます。ペースメーカーの適応になることが多いです。また、モービッツⅡ型はⅢ度房室ブロックに移行することがあるので、注意しましょう。２：１の伝導比とは、２つのP波に対して１つのQRSがつながることです。

2

Ⅱ度房室ブロック（AV block Ⅱ°）

Ⅱ度房室ブロックを見つけたら、どうする❓

ウェンケバッハ型は経過観察、急性心筋梗塞が原因の モービッツⅡ型は早急に対応する

ウェンケバッハ型の場合はほとんどが経過観察になります。ただし、急性心筋梗塞や徐脈の場合、循環不全や心筋虚血になる場合があるので要注意です。心拍数に注意しましょう。

モービッツⅡ型で急性心筋梗塞に合併する場合は、高度房室ブロックやⅢ度房室ブロックへ移行する危険が高いので、早急な対応が必要です。心拍数、血圧、循環不全などに注意します。徐脈の場合は、一時的ペースメーカーの適応になります。

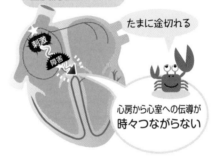

高度房室ブロック

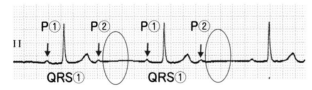

2つのP波に対して
1つのQRSがある

2：1　高度房室ブロック

III度房室ブロック （AV block III°）

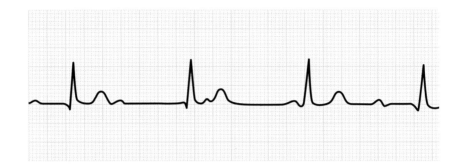

III度房室ブロックって何 ❓

刺激が心房から心室に全く伝わらない状態

　刺激が心房から心室に全く伝わらない状態が、III度房室ブロック（AV block III°）です。心房と心室はそれぞれが何の相関も持たず、ばらばらに動いています。刺激が完全に途切れているために完全房室ブロックと呼ばれる、危険な不整脈です。

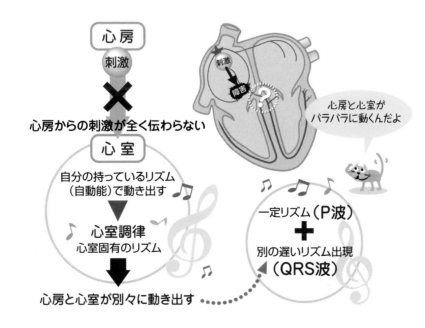

さて、ここで心臓の仕組みの復習です。洞結節からのリズムが全く心室につながらないとしたら、どうなると思いますか。「死」を免れるため、心室は自分の持っているリズムで動き出します（自動能）。つまり、補充する形で拍動（補充収縮）を作り、心室固有のリズムになるわけです（心室調律）。

この結果、心房と心室はそれぞれが別々に動き出すことになります。よって心電図上では一定のリズムのP波とは無関係に、別の遅いリズムのQRS波が出現します。これが完全房室ブロックです。

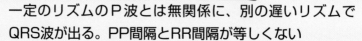

Ⅲ度房室ブロックでは、どんな心電図が出る？

一定のリズムのP波とは無関係に、別の遅いリズムでQRS波が出る。PP間隔とRR間隔が等しくない

心房と心室はそれぞれの自動能で収縮を行っているため、P波はP波のリズム、QRS波はQRS波のリズムを別々に出している状態であるため、P波とQRS波が無関係に出現します。

1）P波がある
2）一定のリズムのP波とは無関係に、別の遅いリズムでQRS波が出る
3）PQ間隔が一定ではなく不規則
4）QRS幅は正常かやや幅広のこともある
5）PP間隔、RR間隔はそれぞれ一定であるが、PP間隔とRR間隔は等しくない
6）脈拍数は徐脈である

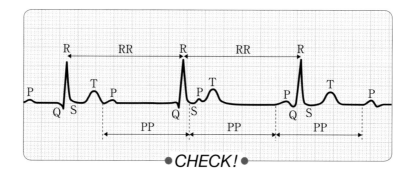

●CHECK!●

なお、前述のように心室は補充する形で拍動してます。QRS幅が狭ければ房室結節、QRS幅が広ければ心室からの補充収縮と考えられます。

この波形と似ているので注意 ！

高度房室ブロック

　２：１の高度房室ブロックでは、２つのp波に対して、１つのQRS波が存在します。完全房室ブロックと異なるのは、Pに続くQ波のPQ間隔が一定であるということです。

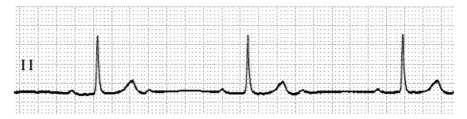

II

Ⅲ度房室ブロックはなぜ起こる ？

急性心筋梗塞や薬剤投与、迷走神経緊張状態など

　Ⅲ度房室ブロックの原因は、Ⅱ度房室ブロックと同様です。

　すなわち、Ⅲ度房室ブロックの多くは、急性心筋梗塞に合併してひき起こされます。

　また、頻脈性の不整脈治療などのために、ジキタリスやβ-遮断薬を投与したことが原因になることもあります。迷走神経緊張状態の影響も大きいとされています。

Ⅲ度房室ブロックを見つけたら、どうする ？

ペースメーカーを使用するまで、厳重に管理、観察をする

　早急な対応が求められます。Ⅲ度房室ブロックはペースメーカーの適応になります。一時的ペースメーカーにするのか、恒久的ペースメーカーにするのかは、原疾患によって判断されます。そして、これらを使用するまでは、厳重な管理が必要です。

　また、急性心筋梗塞に伴うⅢ度房室ブロックは、右冠状動脈への血液供給不足に伴うものです。そのため、冠血流が再開すればブロックも改善します。一時的ペースメーカーを挿入して急性心筋梗塞の治療を行い、ブロックの改善をみることもあります。

column

高度房室ブロックって何？

　Ⅲ度房室ブロック（完全房室ブロック）は、心房からの刺激が心室に完全に伝わらない状態です。これに対して、高度房室ブロックは、全く伝わらないわけではありません。房室結節またはヒス束が重度に障害されるため、2拍以上連続して心室への刺激が伝わらない状態です。そのために、QRS波が欠落し、心室の長い休止期が出現します。

　高度房室ブロックも、一時的ペースメーカーの適応になります。また、恒久的ペースメーカーにするかどうかについては、原疾患によって判断されます。

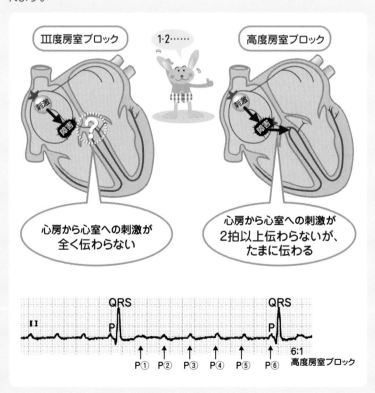

右脚ブロック（RBBB）

I
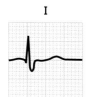

II
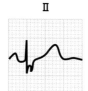

III

aVʀ
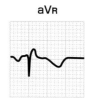

aVʟ
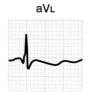

aVꜰ
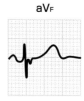

V₁
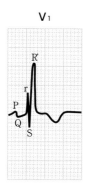

V₂
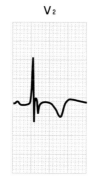

V₃
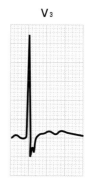

V₄
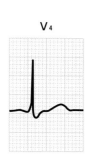

V₅
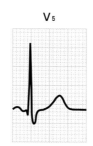

V₆
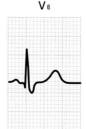

2

右脚ブロック（RBBB）

右脚ブロックって何 ❓

右脚がブロックされ、左心室の興奮が先に起こり、続いて右心室が興奮する状態

刺激伝導系では、ヒス束に続く脚は右脚と左脚に分かれ、心室が収縮するための刺激を心室に伝える役割を担っています。右脚に伝導障害が起きると**右脚ブロック**（RBBB：Right Bundle Branch Block）となり、左脚に障害が起きると**左脚ブロック**（LBBB：Left Bundle Branch Block）となります。それぞれ心電図に現れる波形が異なるため、分けてみていくことにします。

なお、脚ブロックはほかの不整脈とは異なり、モニター心電図や四肢誘導では判別できません。心室内にある脚のブロックを見るためには、QRS波の変化がポイントになります。脚は2本あるので、どちらの脚がブロックされているかを知るためには、心室を多方向から見た標準12誘導心電図の胸部誘導（主にV₁、V₂、V₅、V₆誘導）で確認することになります。

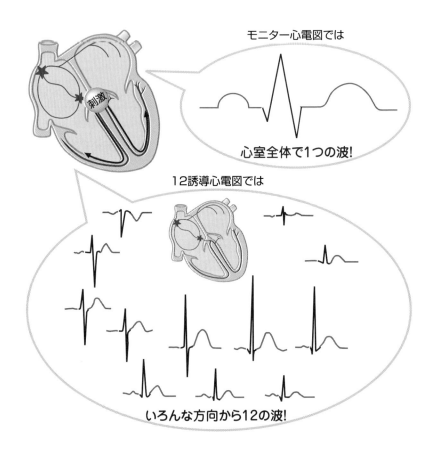

モニター心電図では

心室全体で1つの波！

12誘導心電図では

いろんな方向から12の波！

では、右脚ブロックが起きるとどうなるでしょうか。前項の房室ブロックでも学習したように、「ブロック」ということは、正常でスムーズな興奮伝達がされず、時間がかかるということです。

　右脚ブロックとは、ヒス束からの刺激を右脚に伝えることができない状態です。このため刺激は、まず左脚のみに伝導されます。そして、左室の興奮が先に起こり、その後、左室を介して右室に興奮が伝えられます。

　その結果、右室の興奮開始と興奮終了は、左室より遅れることになります。従って、QRS幅が0.12秒以上に延長します。

　なお、QRS波の幅が0.12秒以上（記録幅3mm以上）のものを「**完全右脚ブロック（CRBBB：Complete Right Bundle Branch Block）**」、QRS波の幅が0.1秒より長く、0.12秒未満のものを「**不完全右脚ブロック（IRBBB：Incomplete Right Bundle Branch Block）**」と呼んでいます。

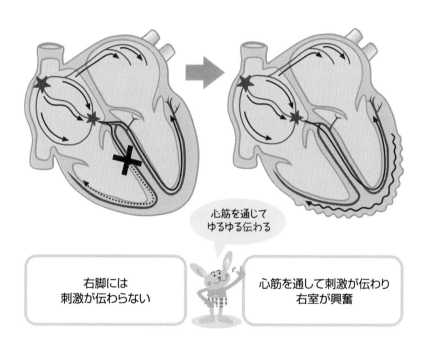

心筋を通じて
ゆるゆる伝わる

右脚には
刺激が伝わらない

心筋を通して刺激が伝わり
右室が興奮

右脚ブロックでは、どんな心電図が出る
V₁誘導でR波が幅広く、高くなる

　右脚ブロックの心電図の特徴は、V_1誘導でR波が高くなることです。p113の図を見て下さい。V_1誘導に、正常と比べて大きなR波が見えます。

　繰り返しになりますが、これは房室結節を通った刺激が、右脚がブロックされているために、まず左脚に伝わって左心室の心筋が興奮したあとで、その刺激が伝わって右心室の心筋が興奮するためです。

　もう一度、V_1の波形を見てください。右脚に視点をおいて考えると、最初は興奮が自分のほうに向かってきます。このため、まず小さい上向きのr波が現れます。しかし、右脚がブロックされているため、電気的刺激は右脚から遠ざかり、左脚に向かいます。これを示したのが下向きのS波です。そして、左心室から右心室の心筋に興奮が伝わってくるので、大きな上向きのR波が出るのです。

右脚ブロックはなぜ起こる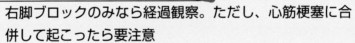
心疾患で右脚が冒された場合や右室負荷がかかった時

　心筋症、心筋炎、虚血性心疾患などによって右脚が冒された場合や、心房中隔欠損、心室中隔欠損、肺塞栓などで右室に負荷がかかったことが原因で起こります。

右脚ブロックを見つけたら、どうする
右脚ブロックのみなら経過観察。ただし、心筋梗塞に合併して起こったら要注意

　右脚ブロックのみの場合は、心機能が正常な患者であれば、生命への危険はありません。なぜなら、右脚がブロックされても、刺激は左心室から伝わってくるため、遅れてきた刺激で右心室も興奮し、収縮することができるからです。従って、経過観察をします。

　しかし、心筋梗塞と合併して起こる場合は、ブロックが拡大する危険があるので、心電図モニターを特に注意深く観察します。

左脚ブロック （LBBB）

Ⅰ
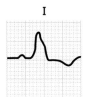

Ⅱ
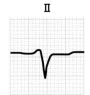

Ⅲ
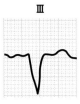

aVR
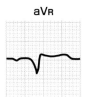

aVL

aVF
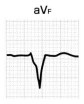

V₁
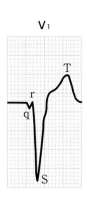

V₂
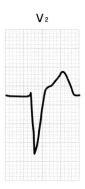

V₃
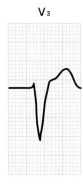

V₄
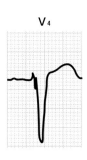

V₅
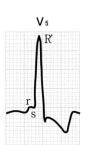

V₆
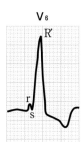

左脚ブロックって何

左脚がブロックされ、右室の興奮が先に起こる状態

　ヒス束に続く左脚は、すぐに前枝と後枝の2つに分かれます。前枝は、左心室の前方と上方の心膜内に広がり、後枝は、左心室の下方と後方の心膜内に広がっています。分岐の仕方は、人それぞれ異なっています。

　左脚ブロックは、ヒス束からの刺激を左室に伝えることができない状態です。このため、ヒス束から伝えられた刺激は、右脚のみに伝導されます。そして右室の興奮が先に起こり、その後、右室を介して左室に興奮が伝えられます。

　その結果、左室の興奮開始と終了は右室より遅れることになり、幅の広いR波が記録されます。

　右脚ブロックと違い、左脚ブロックは心疾患に伴って現れる場合が多いとされています。

　左脚ブロックも、QRS波の幅が0.12秒以上（記録幅3mm以上）のものを「**完全左脚ブロック（CLBBB：Complete Right Bundle Branch Block）**」、QRS波の幅が0.1秒より長く、0.12秒未満のものを「**不完全左脚ブロック（ILBBB：Incomplete Right Bundle Branch Block）**」と呼んでいます。

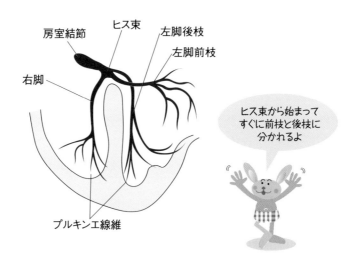

ヒス束から始まってすぐに前枝と後枝に分かれるよ

左脚ブロックでは、どんな心電図が出る ?

V₁誘導で幅広いS波、V₅、V₆誘導で幅広い上向きのR波が出る心電図

　左脚ブロックは、V₁とV₅、V₆誘導でその特徴をみることができます。前ページのV₁誘導を見てください。QRS幅が広くなり、幅広い下向きのS波が出て

います。

　右脚ブロックのV₁誘導では上向きのR波が出ましたが、左脚ブロックでは、それとは異なる波形が出ます。なぜなら、V₁誘導は右心室側から見た左心室の興奮を表しているからです。

　では、視点を右脚に置いて考えてみましょう。ヒス束からきた興奮は、左脚がブロックされているため、心室中隔を右から左に伝わります。右脚から見ると刺激は離れていくので、小さい下向きのq波が出ます。次に刺激は右脚に伝わるので、向かってくる波であるr波は、小さな上向きになります。そして右室が興奮したあと、左心室に向かって離れていく波が、大きな下向きのS波です。

　次に、V₅、V₆誘導ではどうなっているかを考えてみましょう。V₅、V₆誘導は、左脇の下から左室の側壁から下壁あたりを見ています。視点を左脇の下に置いて考えてみましょう。心室中隔が右から左に興奮する時には、波が向かってくることになります。そのため、小さい上向きのr波が出ます。次に、右脚からの刺激で右室が興奮する時には、波が離れていくので小さい下向きのs波になります。そして、右室から左室に興奮が伝わる時は、向かってくる波なので大きな上向きのR波が出ます。

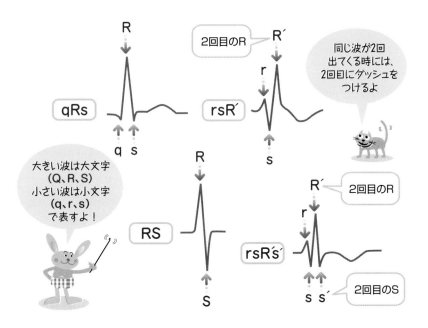

左脚ブロックはなぜ起こる ❓

心疾患で左脚が冒された場合や左室負荷がかかった時

　左脚ブロックは、心筋症、心筋炎、虚血性心疾患などによって左脚が冒された場合や、心房中隔欠損、心室中隔欠損、肺塞栓などで、左室に負荷がかかったことが原因で起こります。

左脚ブロックを見つけたら、どうする ❓

左脚ブロックのみなら経過観察。右脚ブロックと重なっている場合は要観察。心不全で左脚ブロックを起こしている場合はペースメーカーの適応

　左脚ブロックのみの場合、心機能が正常であれば生命の危険はないので、経過を観察します。なぜなら、左脚がブロックされても刺激は右心室から回ってくるため、左心室も遅れてきた刺激で興奮し、収縮することができるからです。

　しかし、右脚ブロックに左脚ブロックが重なった場合は注意が必要です。左脚は前枝と後枝の2つに分かれています。しかし、右脚がブロックされた状態で左脚がブロックされると、刺激を心室に伝えることのできる脚は1本だけになります。

　左脚ブロックは、急性心筋梗塞の患者に多くみられ、完全房室ブロックに進行する可能性が大きく危険ですから、心電図モニターを注意深く観察します。

　また、心不全患者に左脚ブロックがある時も、注意が必要です。正常の心臓では、右心室と左心室は同時に収縮します。しかし脚ブロックがあると、左右で収縮の時期がずれます。心臓の機能が低下している心不全の患者が左脚ブロックを起こすと、左心室が収縮するタイミングがずれるため、さらに心拍出量が低下します。また、僧帽弁での逆流が起き、心不全症状が悪化する原因にもなります。このため、左脚ブロックを持つ心不全患者については、両室ペーシングという特殊なペースメーカーが適応になることもあります。

Chapter ❸ 心疾患と心電図

虚血性心疾患について

■冠状動脈の解剖と生理をマスターしよう■

　心臓は、心筋と呼ばれる筋肉からできていて、収縮と拡張を繰り返しながら、血液を全身に送り出すポンプの働きをしています。

　心臓がポンプの働きをするためには、自らも酸素と栄養、つまり血液が必要です。それを供給する役割を果たしているのが、**冠状動脈**（**冠動脈**）です。つまり心臓は、冠状動脈という専用の細い血管から供給される動脈血を通し、酸素や栄養を得ているのです。

　下の心臓の解剖図を見て下さい。太い3本の枝があり、心臓の回りを王冠のように巡っています。3本のうち、左の2本は左冠状動脈（前下行枝と回旋枝）、右の1本は右冠状動脈です。

　この3本が基本になりますので、しっかり頭に入れましょう。

　　左冠状動脈 ── 前下行枝（左前下行枝）
　　　　　　　 ＼ 回旋枝（左回旋枝）
　　右冠状動脈

　何らかの原因によってこの冠状動脈が狭くなることで、心筋に供給される血液量が減少する病気が**狭心症**（AP：Angina Pectoris）です。また、冠状動脈が詰まる、または狭くなることで血液が途絶え、心筋が壊死に陥る病気を**心筋梗塞**（MI：Myocardial Infarction）といいます。

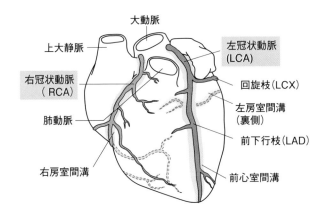

次に冠状動脈の走行について簡単に触れておきます。

左ページのイラストを見てください。これらの主要な冠状動脈は、大動脈から出る最初の枝です。つまり心臓は、酸素に富んだ動脈血を最初に受け取る臓器なのです。冠状動脈の一番太い部分の直径は3～5mmですが、木の枝が細くなるように次第に細くなっていきます。

なおアメリカ心臓病学会（American Heart Assosiations；AHA）は冠状動脈の部位にそれぞれナンバーをつけ、冠状動脈病変の部位をナンバーによって言い表せるようにしています（下図）。

冠状動脈のナンバー

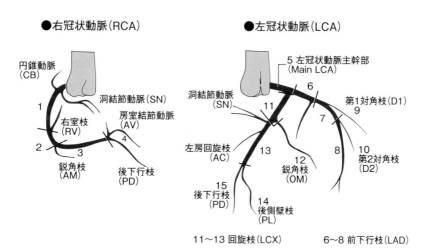

●右冠状動脈（RCA）

円錐動脈（CB）
洞結節動脈（SN）
右室枝（RV）
房室結節動脈（AV）
鋭角枝（AM）
後下行枝（PD）

●左冠状動脈（LCA）

5 左冠状動脈主幹部（Main LCA）
洞結節動脈（SN）
第1対角枝（D1）
左房回旋枝（AC）
鋭角枝（OM）
第2対角枝（D2）
後下行枝（PD）
後側壁枝（PL）

11～13 回旋枝（LCX）　　6～8 前下行枝（LAD）

■虚血性心疾患とST変化■

心筋への血液の供給が減ることや途絶えることを、虚血（きょけつ）と呼びます。虚血性心疾患は、**狭心症**と**心筋梗塞**の2つに分類されます。まずはその違いを理解することが大切です。

狭心症は、心筋が一時的に酸素不足の状態になるもので、のちに回復します。それに対し、心筋梗塞は、血栓などで冠状動脈が閉塞または狭窄し、その先の血流が途絶えて心筋が壊死を起こすものです。心筋梗塞では、心臓に大きな障害が残ります。つまり、両者の違いは**心筋が壊死するかどうか**にあるのです。

虚血性心疾患は、心電図上に特徴的な変化を示します。虚血性心疾患を見極めるうえでポイントになるのが、ST変化です。ST部分とは、QRS波の終わりからT波の始まりまでをいいます。これは、心室が興奮してから（QRS波）、回復（T波）を開始するまでの部分に当たります。

ST変化には下降（低下）と上昇の2つのタイプがあり、どちらも一過性のものと持続性のものとがあります。ST変化は、狭心症や急性心筋梗塞の時など心筋に何らかの障害がある場合に起こります。一方で、不整脈は刺激伝導系

に何らかの障害がある場合に起こります。(詳しくは次項以降を参照)。

　次ページの図は、心筋虚血と心電図変化を表したものです。①は狭心症の発作時の心電図です。基線に対して、ST部分が下がっているのが分かります。この状態が15分以上続くと、心筋梗塞に移行する危険性があるので要注意です。

　一方、③は、基線に対してST部分が上昇しており、急性心筋梗塞の際にみられる心電図ですが、冠攣縮性狭心症や心筋炎などでもみられます。

column
急性冠症候群（ACS）とは

　急性冠症候群は、冠状動脈にできた動脈硬化性の粥腫が突然破裂して血栓が形成され、冠状動脈の血流が減少または途絶えることで起こります。急性冠症候群は疾患名ではなく、このようにして発生し、急激に臨床症状を呈する疾患を総称したものです。最終的には狭心症が心筋梗塞と診断されます。

心筋虚血と心電図変化

ST低下		正常		ST上昇	
① R P 低下 T Q ↓ S		② R P T 基線 Q S		③ R S T P Q ↑ 上昇	
考えられる疾患				考えられる疾患	
狭心症				冠攣縮性狭心症 急性心筋梗塞	

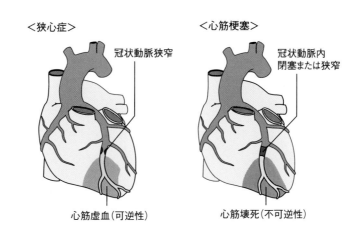

＜狭心症＞ 冠状動脈狭窄

心筋虚血（可逆性）

＜心筋梗塞＞ 冠状動脈内閉塞または狭窄

心筋壊死（不可逆性）

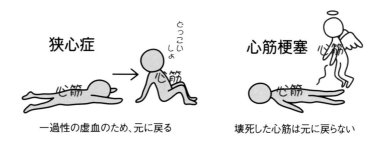

狭心症　よっこいしょ
一過性の虚血のため、元に戻る

心筋梗塞
壊死した心筋は元に戻らない

狭心症 (AP)

I

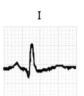

II

III

aVR

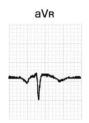

aVL

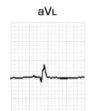

aVF

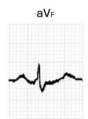

V₁

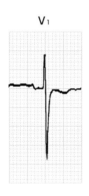

V₂

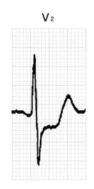

V₃

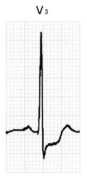

V₄

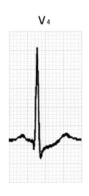

V₅

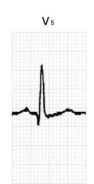

V₆

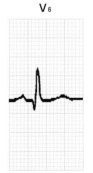

狭心症って何❓

冠状動脈からの血液供給が足りない時に心筋が発する SOS

　冠状動脈の血管壁にコレステロールがたまって動脈硬化が進むと、血管の内側が狭くなります（狭窄）。冠状動脈が狭くなると、心臓を動かす血液の流れがとどこおり、その結果、心臓への酸素や栄養の供給が不足して「心筋虚血」になります。そして、血液不足の心筋が胸痛や胸の圧迫感などの症状をひき起こします。これが**狭心症**（AP：angina pectoris）です。

　狭心症は、粥腫（プラーク）の崩壊が原因とされています。血管内にできた粥状の腫瘍が何らかの原因で破裂して血管内に広がり、冠状動脈が閉塞するという考えです。

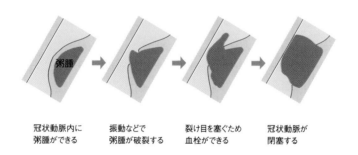

| 冠状動脈内に粥腫ができる | 振動などで粥腫が破裂する | 裂け目を塞ぐため血栓ができる | 冠状動脈が閉塞する |

● 狭心症の種類

　狭心症には、いろいろな分類の仕方があります。その1つは、発作が生じる状況から見た分類です。運動や労働をした時に起きる**労作時狭心症**と、安静時に起きる**安静時狭心症**の2つに分けられます。

　労作時狭心症は、運動や労働などで心拍数が上がり、心臓がより多くの血液を必要とする時（心筋酸素需要の増加時）に起きる狭心症です。冠状動脈に狭い所がある場合、狭窄末梢部で酸素需要量に見合うだけの血液量が不足し、虚血になるために発症します。なお、発作は一過性で、運動を止めたり安静にしたりしていると、症状が消えて元に戻ります。

　安静時狭心症は、心筋の酸素需要の増加とは無関係に起こる狭心症をいいます。安静時であっても、血圧や心拍数が変化すると狭心症の発作が起きます。安静時狭心症は労作時狭心症より重症です。

　また、安静時狭心症に含まれる危険な狭心症として、**冠攣縮性狭心症**があります。冠攣縮性狭心症は、冠状動脈が攣縮（スパズム）することで心筋虚血症状が起きるものをいい、夜間から早朝に生じます。発作時に、心室細動（→p87参照）などの致死的不整脈を合併することがあるので要注意です。

さらに、臨床的な重症度から狭心症を分類したものとして**安定狭心症**と**不安定狭心症**という分け方があります。

　不安定狭心症は、急性心筋梗塞や突然死に移行しやすい、危険度が高いものをいいます。これには、1）最近、新たに発症したもの、2）発作の頻度が増えてきたもの、3）安静時にも発作が生じてきたもの——なども含まれます。

Point!

　● 運動時に発作が起きる労作時狭心症よりも、安静時に発作が起きる安静時狭心症のほうが危険度が高い

狭心症では、どんな心電図が出る❓

　ST部分が低下した心電図。また、ST部分が上昇する特殊なケースもある

　狭心症を持つ患者であっても、非発作時は正常心電図を示していることがほとんどです。前項で説明したように、狭心症と心筋梗塞の違いは、「心筋が壊死するかどうか」です。つまり、狭心症は心筋にダメージを残さず、非発作時は「元に戻っている」状態なのです。このため、安静時や非発作時の心電図を見て狭心症を鑑別することは、極めて困難です。鑑別のためには、発作時の心電図を見なければなりません。

　そこで、発作時の心電図を見ていくことにしましょう。虚血性心疾患における心電図のポイントは、ST変化です。まずは、正常心電図におけるST部分の形を覚えましょう。基線に対して、ST部分は下がっていません（→p24参照）。

　一方、発作時にはST部分が低下します。ST低下には4つのパターンがあります（下図）。

1）水平型（H型）下降（horizontal depression）

2）ストレイン型下降（strain pattern）

3）接合部性（J型）下降（junctional depression）

4）下降型（S型）下降（sagging depression）

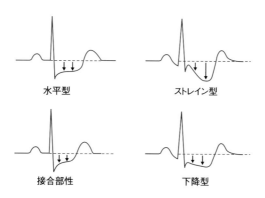

水平型　　　　　　　　ストレイン型

接合部性　　　　　　　下降型

　なお、12誘導心電図のすべての誘導の心電図波形でST部分が下がるわけではありません。狭窄が起きている血管を反映している誘導の心電図のみが下がります。

　P.00の心電図では、V_{1-4}でSTの低下がみられます。これは、左冠動脈の前下行枝のどこかに狭窄が起きていることを示します。

　また、ST部分が上昇する特殊な狭心症もあるので注意が必要です。<ruby>冠攣縮<rt>かんれんしゅく</rt></ruby><ruby>性狭心症</ruby>（異型狭心症）では、冠状動脈の攣縮が高度に起こり、血液が非常に流れにくくなってしまいます。このため、攣縮を起こした血管が血液を供給している部分の心筋が障害され、ST部分が上昇します。ただし、心筋梗塞と違い、薬の投与などによって攣縮が緩むと元に戻ります。

狭心症の場合、どう行動する❓

医師の指示のもとニトログリセリンを投与するなど、迅速に対応する

　ST変化を発見したら、すぐに患者のもとに駆けつけ、胸痛や胸部不快感があれば、ドクターコールをします。狭心症の観察では、痛みの程度や部位も注意深くチェックします。

　狭心痛は「締めつけられるように」「押さえられるように」「息がつまるように」「刺されるように」などと表現されます。また、痛みの部位は患者によって異なり、前胸部や上腹部から下顎、肩、背部など様々です。

　以下は、ST変化を発見した際の対応です（循環器病棟の場合）。

1）12誘導心電図をとる

2）症状を確認し、バイタルサインを測定する

3）医師の指示に基づき、ニトログリセリンなどを投与する（ミオコールスプレー®などの噴霧薬）

　なお、ニトログリセリンは錠剤ではなく、スプレータイプが主流です。医療

従事者が、安全な体位のもとで患者の舌下にスプレーします。

　薬が効くまで30秒～1分ほどかかります。心電図は発作が治まるまでまたはSTが基線に戻るまで定期的にとります。ニトログリセリンのスプレー後、約10分しても発作が治まらない場合は、薬剤の静脈内投与や心臓カテーテルなど、別の対応を実施します。

　発作が15分以上続くと、心筋梗塞に移行する危険性が高くなります。心筋梗塞に移行させないためにも、狭心症の発作が起きた時の迅速な対応は重要です。その役割を担うのはナースが多いということを、胆に命じましょう。

● 冠動脈支配と心筋部位と心電図変化

	部位	I	II	III	aVR	aVL	aVF	V1	V2	V3	V4	V5	V6
左前下行枝	中隔 (septal)							○	○				
	前壁 (anterior)									○	○		
	前壁中隔 (antero-septal)							○	○	○			
	広範囲前壁 (extensive-anterior)	○				○		○	○	○	○	○	○
左回旋枝	側壁 (lateral)	○				○							
	高位側壁 (high-lateral)	○				○							
	後壁 (posterior)							○	○				
右冠動脈	下壁 (inferior)		○	○			○						
	下側壁 (infero-lateral)	○	○	○		○	○					○	○

心筋梗塞（MI）

I

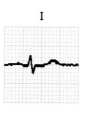

II

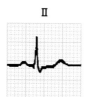

III

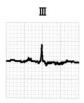

aV_R

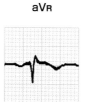

aV_L

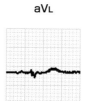

aV_F

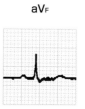

V₁

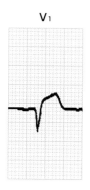

V₂

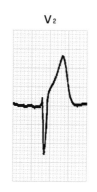

V₃

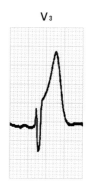

V₄

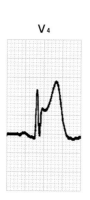

V₅

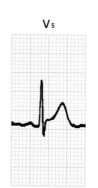

V₆

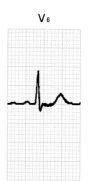

心筋梗塞って何 ❓

冠状動脈の閉塞または狭窄により、長時間の酸素供給不足により、心筋が壊死するというダメージを受けた状態

　心筋梗塞（こうそく）（MI：myocardial infarction）とは、冠状動脈が突然に閉塞または狭窄したために、その下流の心筋が壊死してしまうことをいいます。狭心症とは違い、壊死というダメージを受けた部分は回復しません。

　また、冠状動脈が詰まっても、心筋梗塞に至らないことがあります。人間の身体には、1つの血管が詰まった時、別ルートを作り、血液供給を行う仕組みがあるからです。こうしてできた別ルートの血管を、**側副血行路**（そくふくけっこうろ）といいます。しかし、回り道だけでは血液が足らず、狭心症を起こすこともあります。

　なお、**急性心筋梗塞**（AMI：Acute Myocardial Infarction）は発症から72時間以内のもの、**亜急性心筋梗塞**（あきゅうせい）（RMI：Recent Myocardial Infarction）は発症から72時間以上1カ月以内のもの、**陳旧性心筋梗塞**（ちんきゅうせい）（OMI：Old Myocardial Infarction）は発症から1カ月以上経過したものをいいます。

狭心症	急性心筋梗塞

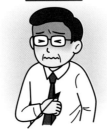

名状しがたい疼痛
・両側から締めつけられる
・圧迫される、息が詰まる
・焼きつけられる

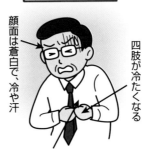

顔面は蒼白で、冷や汗

四肢が冷たくなる

死ぬのではないかという
恐怖感を伴う激しい疼痛

column

心筋梗塞と不整脈

　心筋梗塞の場合、合併症としていろいろな不整脈が出ることがあります。P122のイラストを見てみましょう。

　冠状動脈は、心房と心室の間の溝（房室間溝）と、左心室と右心室の間の溝（心室間溝）を走行しています。

　右冠状動脈は、右房室間溝に沿って走行し、心臓下端で心臓後面に回り込みます。右冠状動脈が走行している部位には、洞結節動脈や房室結節動脈があり、ここで血流障害が起きると、房室ブロックなどの徐脈性不整脈の原因になります。

　左冠状動脈は、前下行枝と回旋枝に分かれますが、前下行枝は前心室間溝に沿って心尖部に向かい、枝分かれします。前下行枝に障害が起きると、右脚や左脚に血流障害が生じ、脚ブロックの原因になります。

　また、心筋壊死が起きると心室から異常な電気刺激が発生することとなり、異所性刺激生成異常が起こり、心室性不整脈などの致死的不整脈が発生する危険性がありますので、注意が必要です。

　　下壁梗塞の場合は、房室ブロックに注意！
　　前壁梗塞の場合は、心室性頻拍や脚ブロックに注意！

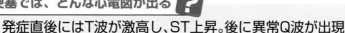

心筋梗塞では、どんな心電図が出る❓

発症直後にはT波が激高し、ST上昇。後に異常Q波が出現

　心筋梗塞の心電図の特徴は、ST部分が基線より上がって見える、「ST上昇」です。ST部分の上昇は、心外膜内の虚血を示します。

　ST部分は時間とともに変化します（右ページ図）。

　発症直後（2〜3時間）の超急性期では、ST部分は次のように変化します。

・T波が増高する（T波のみが持ち上がる）（①）
・続いてST部分が上がる（S波が上がってきて、結果としてST部分が上昇する）（②）

　発症から2〜3時間が最も不整脈が起きやすい時です。この後で、心筋壊死が始まります。すると、CPK（クレアチンキナーゼ）と呼ばれる心筋逸脱酵素が出始め、ST部分が上がり、R波が減高します（完全に心筋が壊死するとなくなります→QSパターンへ）。これは心筋壊死が起きはじめていることの現れです。

　ST部分の上昇は急性期を表す重要なもので、発症直後から始まって2〜3

時間で最高になり、1～2日持続します。

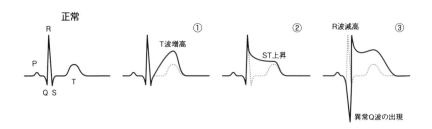

次にQRS波の変化を見ることにしましょう。QRS波のS波の部分は、ST上昇に伴って増高します。

しかし、心筋梗塞が発症してから1日くらいすると、R波が減高し、異常Q波が出現し（③）、やがてR波が消失します。これは心筋の一部が壊死したことを示し、回復することはなく、半永久的に心電図上に示されます。この、R波がなくなってQ波の次にS波がくることを、**QSパターン**といいます。これは、心筋壊死が心内膜から心外膜まで達していることを示します。

P.00の心電図では、V$_{1-5}$くらいまでSTが上昇していますが、完全にQSパターンになっているわけではありませんので、②の時期から③へ移行するあたりの心電図で、左前下行枝の障害による心電図変化と考えられます。

心電図で確認するポイントは以下の通りです。

1）ST部分の変化（12誘導心電図のいずれかの誘導で、ST部分が縦に1mm上昇する）
2）T波の変化
3）R波の減高の有無
4）異常Q波の有無
5）不整脈の有無

心筋梗塞の場合、どう行動する？

迅速に12誘導心電図をとり、痛み緩和のケアや再還流治療の準備をする

ST変化を発見したら、すぐに患者のもとに駆けつけ、胸痛や胸部不快感を確認し、ドクターコールをします。

心筋梗塞の発作時の症状は人それぞれです。また、初めて発作を起こした人と2回目以降の人では、訴え方も異なります。痛みの強さや、痛みが続く時間などを注意深く観察しましょう。

患者にとって胸痛はつらく、死の恐怖を覚えることもあります。このため、

胸痛を取るためのケア（塩酸モルヒネの投与など）が必要です。

　また、こうした観察やケアに加え、心筋梗塞の患者に対して重要なのが、梗塞の拡大や再梗塞、合併症を防ぐことです。

　入院中の患者に発作が起きた、もしくは心筋梗塞の疑いで入院していたという時は、迅速に正確な12誘導心電図をとり、梗塞部位を確認します。同時に、緊急の再還流治療を行うことが多いので、その準備をします。

Ｐoint!

- ● ６時間以内の急性期なら再還流治療。12時間以上経つとダメージが大きい

　また、心室細動（→p87参照）などの致死的不整脈が出現する危険性があるので、心電図モニターの観察も重要です。万一に備えて、電気的除細動など心肺蘇生器具も準備しましょう。

ココをマスター

「ST変化がよく分かりません」

　狭心症や心筋梗塞では、ST部分が変化するのが特徴です。しかし、心電図の「ST変化」が分からないという声は少なくありません。とりわけ、新人ナースがとまどうのは「ST部分とは、どこからどこまでを測ったらいいのか」のようです。

　左の図は、正常時の心電図です。ST部分とは、左の図に示したS波からT波にかけての部分です。これに対して右の2つの図は、「ST部分が下がっている」時です。正常時と変化しているのが分かります。

　コツは、「Jポイント」を見ることです。QRS波とST部分の接合部（ジャンクション）を、「Jポイント」と呼びます。正常心電図では、Jポイントは基線上にあります。Jポイントが基線よりも下がっていたら、「STが下がっている」、反対に基線より上がっていたら、「STが上がっている」というわけです。

　狭心症や心筋梗塞の患者の場合、痛みや不快感など、何らかの症状があるときに12誘導心電図をとります。しかし、せっかく心電図をとったのに、ST変化を見逃してそのままに放置したり、重症の不整脈が出ているのにおろおろして時間ばかり経過してしまうと、患者の生命を危険にさらしていまいます。

　変化をキャッチできることは大切です。そして、分からないことは必ず先輩ナースに確認しましょう。また、基礎疾患の特徴を十分に理解したうえで心電図を判読し、問題の予測、早期対応につなげることを常に目標にしていきましょう。

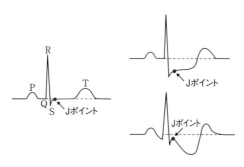

column

心筋梗塞は気づかないこともある

心筋梗塞というと、「胸が締めつけられるように痛い」「ナイフを突き刺されたように痛い」といったイメージを抱きがちですが、そうした典型的な痛みを伴わないことが現実にはしばしばあります。

例えば、「胃の不快感がある」とか「歯が痛い」といって、かかりつけ医に行き、そこで心筋梗塞と分かるケースがあるのです。また、「胸が苦しい」と言いつつ、「たいしたことはないだろう」と自己判断し、自分で車を運転して来院する人さえいます。

このため、心筋梗塞で亡くなる人のほとんどは、病院に運ばれる前に命を落としています。病院に運ばれた時には、かなりの時間が経過していることも稀ではありません。

こうしたことから、日常の生活のなかで心筋梗塞の突然死に対応できるよう、一般市民による一次救命措置（BLS：Basic Life Support）やAEDの普及が必要とされているわけです。

なお、過去に心筋梗塞の発作を起こしたことのある患者には、患者教育が重要です。痛みの種類や場所は、人によって特徴があります。患者に「以前の発作時と同じような場所が、同じように痛み出したら、すぐ連絡してください。その自覚症状が発作の合図です」というように伝えましょう。

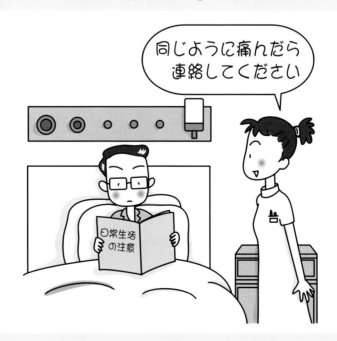

僧帽弁狭窄症 (MS)

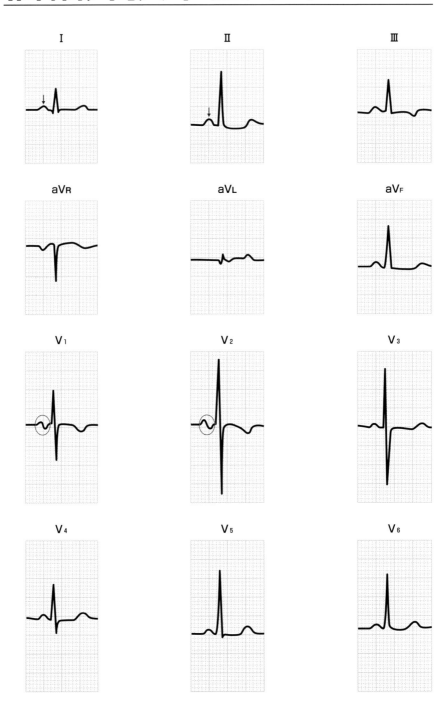

僧帽弁狭窄症って何 ?

僧帽弁が狭くなり、開く時に血流が障害される状態

　僧帽弁は左心房と左心室の間にある弁です。**僧帽弁狭窄症**（MS：Mitral Stenosis）は、この僧帽弁が癒着によって狭くなった状態です。

　僧帽弁が狭窄すると、左心房から左心室への血液流入が阻害され、左心房に血液がうっ滞します。その結果、左房は拡大し、左房圧が高まり、左房負荷になります。

　また、負荷がかかった左心房は、不規則に収縮するようになり、心房細動に移行するおそれがあるので注意が必要です。

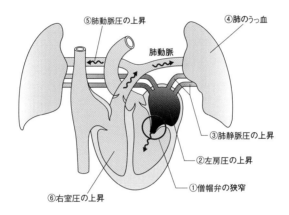

⑤肺動脈圧の上昇
④肺のうっ血
肺動脈
③肺静脈圧の上昇
②左房圧の上昇
①僧帽弁の狭窄
⑥右室圧の上昇

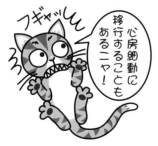

フギャッ
心房細動に移行することもあるニャ！

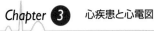

僧帽弁狭窄症では、どんな心電図が出る

P波の幅が広くなる

　左房負荷によって左心房の興奮時間が延長し、P波の幅が広くなるのが特徴です（左心性P波の出現）。Ⅰ、Ⅱ誘導ではP波が0.12秒以上になり、V₁、V₂誘導では二相性のP波になります。

　心房細動（→p69参照）に移行すると、P波が消えてf波が現れ、RR間隔が不規則になります。

僧帽弁狭窄症の場合、どう行動する

心房細動への移行に注意し、不整脈が出たらすぐ12誘導心電図をとる

　僧帽弁狭窄症の患者に対しては、心房細動に移行する可能性があることを念頭において、モニター観察を怠らないことが大切です。

　また、患者の脈を測った時には必ず、不整脈が出ていないかどうかチェックしましょう。

　不整脈が出ている時は、ドクターに報告するとともに12誘導心電図をとり、病状の鑑別を行います。

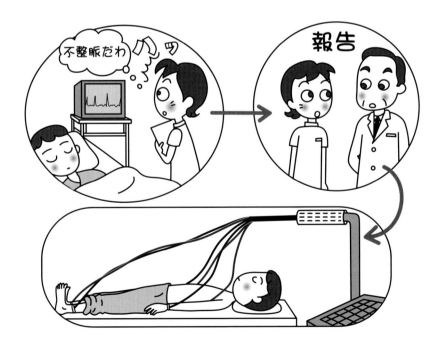

column

P波に変化のあるそのほかの疾患

　肺疾患のなかには、心電図に異常が現れるものがあります。その代表例が**肺高血圧症**、**肺塞栓**、**肺梗塞**です。

　肺塞栓で息苦しさを訴え、救急外来に運ばれた患者の心電図をとると、右心室に負荷がかかり、右脚ブロック（→p113参照）の心電図が出現することがあります。心拍数も速くなっています。これは次のような理由からです。

　肺塞栓は、血の固まりなどが流れ込み、肺動脈が詰まってしまう疾患です。肺動脈が急性に閉塞すると、肺血管抵抗が増大し、肺高血圧症をきたします。このため、右心室に急激な圧負荷が加わり、右心室・右心房が拡張し、右室肥大、右房負荷になります。

　また、肺塞栓の結果、末梢肺組織が壊れたものが、肺梗塞です。

　健康な人が突然この病気になることはほとんどなく、僧帽弁狭窄症や心房中隔欠損などの心疾患を持つ人などに起こることがほとんどです。

　心電図上のポイントはP波の変化です。12誘導心電図のⅡ、Ⅲ、aVF、V1、V2誘導でP波が増高し、先鋭化しています。また、冒頭で説明したように、右心室に圧負荷がかかるために右室肥大が起こると、不完全右脚ブロックがみられます。

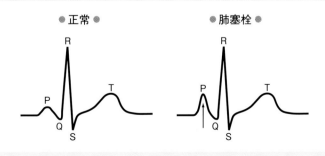

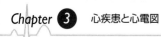

心房中隔欠損（ASD）

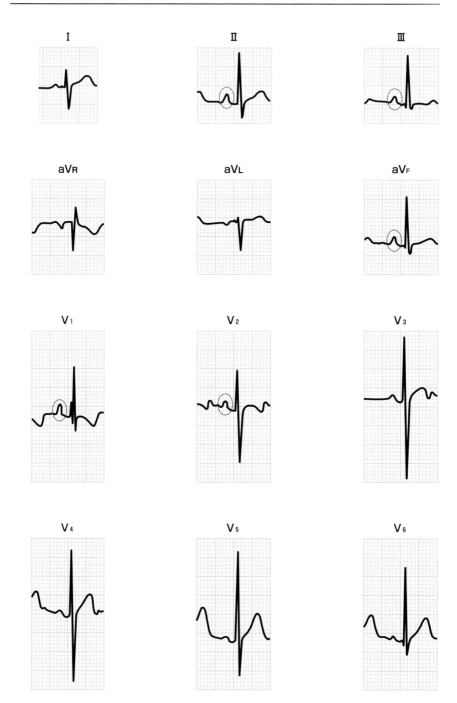

心房中隔欠損って何 ❓

心房中隔に穴が空いている状態

　先天性心疾患には**心房中隔欠損**（ASD：Atrial Septal Defect）のほか、心室中隔欠損、ファロー四徴症などがありますが、ここでは臨床例が多い心房中隔欠損について説明します。

　心房中隔欠損とは、右心房と左心房の間の壁である心房中隔に穴が空いている状態です。心房中隔欠損では、この穴を通って左心房から右心房に血液が流入し、その結果、右心房内の血液量が増え、右心房に負荷がかかります。また、右心房から右心室への血液流入量も増え、右心室に容量負荷、圧負荷がかかり、ゆくゆくは右室肥大が起こる可能性もあります。

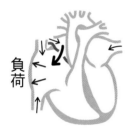
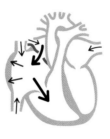
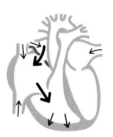

左房の血液が
心房中隔の穴から
右房に流れ込む

右房の壁が厚くなる
右室に流れ込む血液も
増える

右室の壁も厚くなる

心房中隔欠損では、どんな心電図が出る ❓

とがって高いP波が特徴。右脚ブロック様の波形も多い

　右房や右室に負荷がかかった場合には、Ⅱ、Ⅲ、aV$_F$誘導のP波が鋭くとがるのが特徴です。V$_1$、V$_2$誘導でも、P波がとがって高くなります（ちなみに、左房に負荷がかかった場合には、P波は幅広くなります）。

　また、多くのケースで不完全右脚ブロックに似た心電図が見られます。これは右脚の伝導障害ではなく、右室肥大による右室の容量負荷によって生じるもので、QRS幅は0.10〜0.12秒です。

心房中隔欠損の場合、どう行動する ❓

アイゼンメンジャー症候群に備え、しっかり観察をする

　成人の先天性心疾患の患者に対しては、**アイゼンメンジャー症候群**（→コラム参照）への移行の有無を観察することが大切です。アイゼンメンジャー症候群に移行すると、呼吸困難やチアノーゼ、心不全徴候などが現れます。心電図ではV$_1$誘導のR波が高くなります。

column

先天性心疾患とアイゼンメンジャー症候群

　心房中隔欠損は全ての先天性心疾患の約1割を占め、比較的予後のよい疾患とされています。新生児期には症状に乏しく、幼稚園や小学校の入学時に異常を指摘されて発見されることが多いです。心不全徴候が強い場合には手術が選択されますが、穴が小さい場合は経過観察することも少なくありません。また、疾患を持っていることに気づかないこともあります。

　このため、成人になって心房中隔欠損に気づいたり、アイゼンメンジャー（Eisenmenger）症候群になって発見されたりするケースがあります。アイゼンメンジャー症候群とは、左房から右房に流れていた血液が、右房から左房に逆流する病態をいいます。

　通常、心臓は左心房、左心室のほうが、右心房、右心室よりも圧が高くなっています。そのため心房中隔に穴がある場合、血液は左房から右房に流れます。しかし、常に左房から右房に流れているうちに、だんだん圧の差がなくなってきます。しまいには右房のほうが圧が高くなり、右房から左房に血液が流れ込むようになるのです（右→左シャント）。この結果、静脈血が動脈血に混じり、チアノーゼや呼吸困難が出現します。

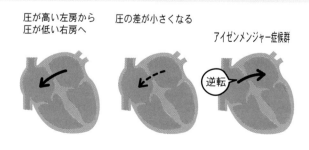

圧が高い左房から圧が低い右房へ　　圧の差が小さくなる　　アイゼンメンジャー症候群

逆転

急性心筋炎 (Acute Myocarditis)

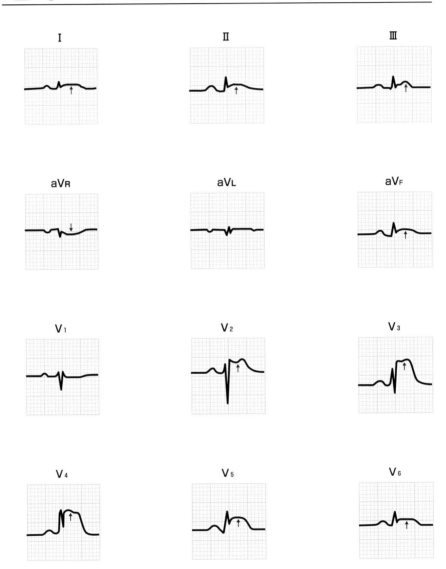

急性心筋炎って何

心筋がウイルスに感染して炎症を起こした状態。風邪に似た症状から始まるが、突然死につながることもある

　急性心筋炎（Acute Myocarditis）は、心臓の筋肉（心筋）がウイルスに感染して炎症を起こす病気です。

　原因になるウイルスは風邪などの病因ウイルスと同じことが多く、喉の痛み、咳、発熱、筋肉痛、倦怠感といった風邪のような症状が見られます。軽症であれば安静にすることで回復しますが、重症の場合は不整脈が現れたり、心筋の収縮力の低下から重度の循環不全に陥り、最悪の場合は死に至るケースもあります。炎症によって心筋細胞が壊されると、心臓へのダメージは急速に広がります。心臓に器質的障害があると収縮力が低下し、突然死を招くこともあるので注意します。

急性心筋炎では、どんな心電図が出る

心筋梗塞に似た心電図だが、全誘導でST部分が上昇する

　心筋梗塞に似た心電図が出現しますが、見分けるポイントはST変化の部位です。急性心筋炎は心筋の炎症ですから、12誘導心電図のほぼ全誘導でST部分が上がるのが特徴です。

　また、重症になると房室ブロック（→p101〜参照）を合併しやすいので、房室ブロックの心電図に注意します。急性心筋炎でⅠ度房室ブロックが出現すると、すぐにⅡ度、Ⅲ度ブロックと重症になる危険性があります。

急性心筋炎の場合、どう行動する

循環不全になった場合、すぐに医師に報告する

　急性心筋炎を起こしていることに気づかず、熱や咳が出たので風邪と思い込んでいたところ、急に不整脈が出てみるみるうちに重症化した——というケースは少なからずあります。風邪症状の患者が、胸の異常を訴えたら気をつけましょう。また、吐き気やだるさ、食欲のなさ、「身の置き所がない」といった患者の訴えにも注意しましょう。

　急性心筋炎ではⅠ度房室ブロックが出現し、そのままⅡ度、Ⅲ度房室ブロックに移行し、循環不全になることがあります。このため、Ⅰ度房室ブロックを発見したら、カテコラミンを開始したり、IABP（大動脈内バルーンパンピング）

3 急性心筋炎（Acute Myocarditis）

　などで心臓を補助したり、負荷や負担を取り除く必要があります。Ⅱ度、Ⅲ度
房室ブロックなどに移行した時のために、ペースメーカーも準備します。

心膜炎 (Pericarditis)

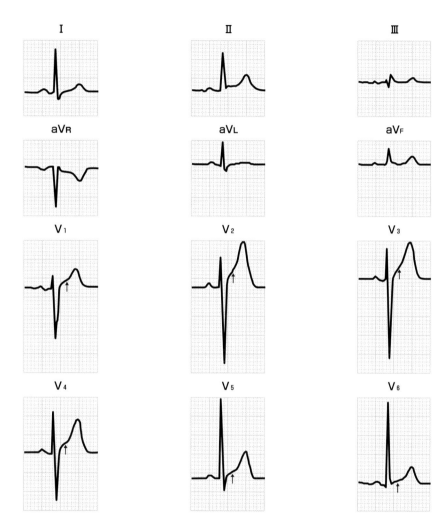

心膜炎って何 ❓

ウイルスによる心膜の炎症。風邪症状から胸痛が出現し、
呼吸困難を起こすこともある

　急性心筋炎と同じように、心膜炎もウイルスによる心膜（心臓を包む膜）の
炎症です。風邪のような症状を経て胸痛が出現し、深呼吸により増強します。
　急性心筋梗塞の合併症として心膜炎を起こしたり、心筋が破裂した際に血液
が漏れ出して心内膜に炎症を合併することもあります。

心膜炎では、どんな心電図が出る ❓
ほぼ全誘導でST部分が上昇する

　胸痛発生直後から2〜3日でST部分が上昇します。急性心筋炎と同じように、急性心筋梗塞に似た心電図になります。心膜炎でも、ほぼ全誘導でST上昇が見られるのが特徴です。

心膜炎の場合、どう行動する ❓
胸痛や息苦しさを取り除くケアをする

　心膜炎の患者の多くは胸痛や息苦しさを訴えます。心膜液が貯留していると呼吸困難が強まります。安静を保ち、痛みや呼吸困難を取り除くケアが大切です。

column
心膜炎の最も危険な合併症、心タンポナーデ

　心タンポナーデとは、何らかの原因で心膜の間（心膜腔）に体液や血液が貯留することで心臓が圧迫され、心拍出量が低下して循環不全に至る病態です。急性心筋梗塞後の破裂や心膜炎などに合併して起こり、ウイルスや細菌の感染が主な原因とされています。

　そのメカニズムを簡単に説明します。心膜腔に貯留した体液や血液は心臓を圧迫し、その結果、心臓は完全に拡張できず、血液を十分に満たすことができません。心臓が送り出す血液量が減少し、酸素供給量が不足します。このため、息を吸い込むと血圧が急速に異常レベルまで低下し、脈拍が弱まります。息を吐くと、血圧が上昇し、脈拍が強まります。

　心タンポナーデによってあまりにも強く心臓が圧迫されると、脈拍数が速くなると同時に、血圧が急速に低下します。そのまま放置すると、意識消失、突然死につながるため、緊急治療が必要です。

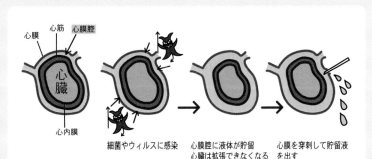

心膜　心筋　心膜腔

心臓

心内膜

細菌やウィルスに感染　心膜腔に液体が貯留　心膜を穿刺して貯留液
　　　　　　　　　　　心臓は拡張できなくなる　を出す

Chapter ④ ペースメーカー
心電図

ペースメーカー心電図の基本

　人工ペースメーカーは、拍動が低下して正常なリズムを取れなくなった心臓に代わってリズムを取ってくれる、医療用電子機器です。洞結節に代わり、心臓の収縮を開始させる電気刺激を生み出します。

　心疾患を持つ患者には、ペースメーカーを植え込んでいる人が少なくありません。ペースメーカーを植え込んでいる患者の心電図は独特の波形を示すため、ペースメーカー心電図を理解することは大切です。

　ペースメーカーと聞くと苦手意識を持つナースは多いのですが、機能様式（モード）や用語をマスターすれば、さほど難しいものではありません。

　ここでは、ペースメーカーの基礎知識に加え、ペースメーカー心電図の見方やペースメーカー心電図に表れる異常の見分け方についてみていくことにします。

■ペースメーカーの基礎知識■

　ペースメーカーは、脈が遅い不整脈（**徐脈性不整脈**）の治療法の1つです。

　これまで勉強してきたように、心臓は洞結節から発生する電気的刺激によって収縮し、全身に血液を送り出しています。この電気的刺激が出なくなったり、伝わるのが遅くなったりして、心臓が全身に血液を行きわたらせることができなくなる場合、人工ペースメーカーが適応になります。ペースメーカーが人工的に電気的刺激を与えることで、心臓を収縮させるというわけです。

　ペースメーカーには、緊急時や手術後などに心拍数を確保するために一時的に使われる「**一時的ペースメーカー（体外式ペースメーカー）**」と、完全房室ブロックや高度房室ブロック、洞機能不全症候群などで生涯にわたるペーシングが必要な場合に使われる「**恒久的ペースメーカー（体内式ペースメーカー）**」の2種類があります。

　なお、ペースメーカーはあくまで電気的な刺激を出す機械で、心疾患そのものを治すものではありません。また、ペースメーカーを入れたからといって、心臓が永久に動くわけでもありません。

　ここでは、恒久的ペースメーカーについて説明していきます。

● 恒久的ペースメーカー

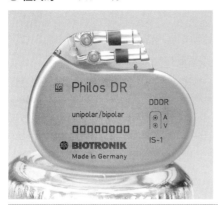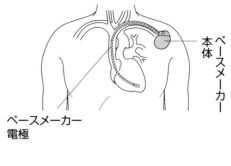

ペースメーカー
本体

ペースメーカー
電極

恒久的ペースメーカーは、ペースメーカー本体を左前胸部に埋め込んで用いる。

● 体外式ペースメーカー

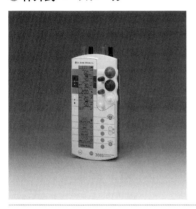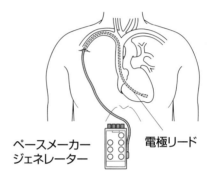

ペースメーカー
ジェネレーター

電極リード

一時的ペースメーカーでは、ペースメーカージェネレーターは体外に出ている。

■ペースメーカーの機能様式■

　ペースメーカーには、刺激する部位によって「**心房ペーシング**」、「**心室ペーシング**」「**心房心室ペーシング**」などの種類があります。それぞれに様々な機能様式（モード）があり、患者の不整脈の種類に合わせて選択します。

　なかでも、心房ペーシングの「AAI」、心室ペーシングの「VVI」、心房心室ペーシングの「DDD」は、代表的な機能様式です。それぞれの英文字が意味するものは、次の通りです。

■ ペースメーカーの機能様式

1文字目：刺激部位	2文字目：感知部位	3文字目：反応様式
A：心房	A：心房	I：抑制
V：心室	V：心室	T：同期
D：心房と心室	D：心房と心室	D：抑制と同期

　1番目の文字は、ペースメーカーが心臓のどこを刺激するかを表します。2番目の文字は、自己の心臓の動きを感知する場所を表します。3番目の文字は、2番目の部位で心臓の動きを感知した時、ペースメーカーがどのように作動するかを表します。

　Aは心房（Atrial）、Vは心室（Ventricular）という意味で、Dは「両方」を意味するDoubleの頭文字です。

　これらを念頭においたうえで、それぞれの機能様式をみていくことにしましょう。

■心房ペーシング（AAI）

　心房ペーシング（AAI）では、ペースメーカーは、「A」すなわち心房を刺激します。自分の刺激が出ているかどうかを感知するのも、「A」の心房です。3番目の文字は「I」ですから、心房の刺激を感知した時は、ペースメーカーが刺激を出すのを「抑制」するということになります。ペースメーカーには、1分間に心臓を収縮させる回数（心拍数）をあらかじめ設定しています。

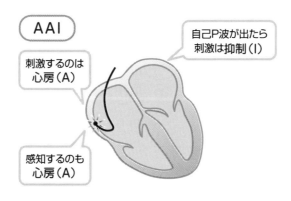

設定されたタイミングよりも早く、洞結節からの刺激によって本来通りに心房が収縮した場合には、ペースメーカーは刺激を出しません。これが抑制です。

　心房ペーシングの適用になるのは、洞性徐脈（→p49参照）、洞機能不全症候群などにより、正常な心房の興奮が障害されている場合などです。ただし、心房で興奮が起きれば、心室に正常に刺激が伝わることが条件です。

▌心室ペーシング（VVI）

　心室ペーシング（VVI）では、ペースメーカーは、「V」すなわち心室を刺激します。自分の刺激が出ているかを感知するのも、「V」の心室です。心室で心臓の動きを感知した時は、「I」すなわち「抑制」します。

　心室ペーシングでも当然、心拍数を設定していますので、ペースメーカーが刺激を出すタイミングよりも早く、自分で刺激を出し心室が収縮した時は、ペースメーカーは刺激を出しません。

　心室ペーシングの適用になるのは、心房ペーシングが有効でない場合や、房室ブロックなどによって刺激伝導が障害され、心室に刺激が伝わらないために心室の収縮が起こらない場合です。

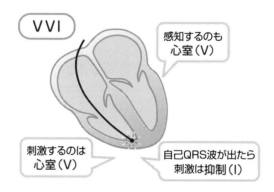

VVI

感知するのも
心室（V）

刺激するのは
心室（V）

自己QRS波が出たら
刺激は抑制（I）

column

心房収縮が重要

　心臓は全身の臓器に血液を送るポンプの役割をもっていますが、心室だけが収縮すればよいのではなく、十分な心房収縮により左室が充満することで、有効なポンプの役割を果たすことができます。したがって、心房ペーシングが有効でない時は、VVIよりもDDDを選択するほうが効果的です。

■心房心室ペーシング（DDD）

　心房心室ペーシング（DDD）では、ペースメーカーが刺激するのは、「D」すなわち心房と心室の両方です。自分の心臓の動きを感知するのも、心房と心室です。そこで心臓の動きを感知した時には、「抑制」もしくは「同期」します。

　心房が正常通りに興奮するのを感知したら、心房での刺激を「抑制」する。これは先ほどまでと同じです。それでは、「同期」とは何でしょうか。

　正常の心臓でも、心房から心室に刺激が伝導されるには時間がかかります。心房心室ペーシングでもこれと同じように、心房と心室が適切な時間差を持って興奮するように刺激をしなければいけません。

　ペースメーカーは、まず心房の収縮を感知します。そして、設定された一定時間以内（AV delayといいます）に心室が収縮するのを感知しない時には、心室に刺激が伝わっていないということですから、心室を刺激します。これが「同期」です。しかし、心室の拍動を感知した場合には、心室への刺激は抑制します。

　心房心室ペーシングでは、心拍数の設定は上限と下限の2通りとなります。理由は、人は運動したり、入浴したり、何らかの負荷がかかる動作をすると心拍数が上がるのが正常な状態です。DDDモードでは、人間の生理的な状況に合わせるようになっています。

　心房心室ペーシングの適用になるのは、洞機能不全症候群、完全房室ブロックまたは高度房室ブロックによって、正常な刺激発生と正常な刺激伝導が行われない場合です。

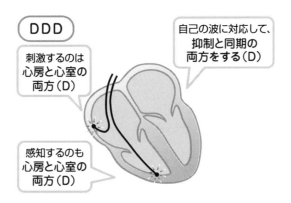

DDD

刺激するのは
心房と心室の
両方（D）

自己の波に対応して、
抑制と同期の
両方をする（D）

感知するのも
心房と心室の
両方（D）

column

DDDはどんな時に使うの？

　DDDペースメーカーを入れている人が、例えば心房粗動になってしまった時、すべてのF波に同期して心室をペーシングすると、設定された上限の心拍数となり、結果として頻脈になってしまいます。それを防ぐために、「I」モードに変更するとF波がいくらあっても、最低の心室ペーシングを行うことになります。

ペースメーカーの心電図

それでは、代表的な機能様式であるAAI、VVI、DDDの各モードで、どのような心電図がでるか、またペースメーカーに異常が起きた場合にはどのような心電図になるかをみていきましょう。

■心房ペーシング（AAI）の心電図

心電図1は、設定心拍数75回／分のAAIのペースメーカーが作動しているものです。↓は、ペースメーカーによる刺激である、ペーシング波形（スパイク）です。スパイクの後に自己のP波（自己P波）が出現しています。これは、ペーシング刺激によって心房が正しく興奮したことを表します。ただし、本来の洞結節から刺激が出ているのではなく、心房内から出ているため、本来のP波とは異なる形をしています。しかし、心房からの刺激は正常に心室に伝わっているので、正常な自己のQRS波（自己QRS波）が現れています。

設定心拍が75回／分なのでPP間隔は20mm、1つのスパイクから20mmの間に自己P波が出現しない時には、再びペーシングしています。

心電図1

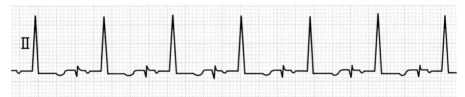

●AAIのペーシング不全

心電図2は、設定心拍数70回／分のAAIのペースメーカーに、ペーシング不全が起きたものです（ペースメーカー不全については、p179コラム参照）。

ペーシングが正常な場合、自己P波が出現しない時には心拍数が設定（この場合は70回／分）以下にならないように、ペースメーカーが作動して心房を刺激します。そしてスパイクの後には、その刺激による心房の興奮である自己P波、心室の興奮である自己QRS波が出現します。

ところが、Aでは、スパイクは出ていますが、続いて出るはずのP波、QRS波がありません。これは、刺激が出ることは出たのですが弱すぎたため、心房が正常に興奮せず、従って心室にも刺激が伝わらず、興奮が起こらなかったことを示しています。このように、スパイクがあっても、次に続く波形がないも

のをペーシング不全といいます。

心電図2

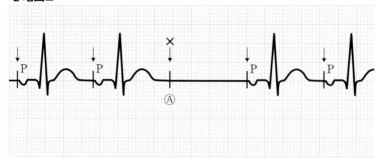

● AAIのアンダーセンシング不全

　心電図3は、設定心拍数50回／分のAAIのペースメーカーに、アンダーセンシング不全が起きたものです。

　センシングが正常な場合、前に出たスパイクから設定心拍数（この場合は50回／分なのでPP間隔は30mm）までの間に次の自己P波が出れば、ペースメーカーは刺激を出しません。Aでは、先に自己P波が出ているので、本来であれば次のペーシングは抑制されるはずですが、Bではスパイクが出現しています。これは、自己P波の刺激を感知する機能の低下（アンダー）を意味します。このように、自己波形を感知せずにスパイクが出てしまうものをアンダーセンシング不全といいます。

心電図3

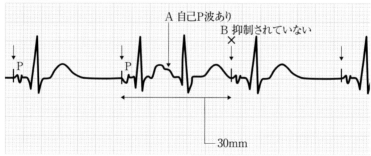

● AAIのオーバーセンシング不全

　心電図4は、設定心拍数50回／分のAAIのペースメーカーにオーバーセンシング不全が起きたものです。

　センシングが正常な場合は、自己P波を感知した時のみペーシングが抑制されるはずです。心電図4のAまでは正常にスパイクが出て、自己P波が出て、QRSが出現しています。

　ところがBの部分では、Aのスパイクから30mmのところで出現するはずの

スパイクが出ていません。これは、筋電図をP波と間違えて感知し、抑制機能が働いたためです。Ⓒのところでは B を自己P波と勘違いしているため、B から30mm くらいのところにスパイクが出現してP波とQRS波が出現しています。これは、刺激を感知する機能が高まりすぎていること（オーバー）を意味します。

　このように、自己波形ではないものを自己波形と勘違いして刺激が抑制されるものをオーバーセンシング不全といいます。

心電図4

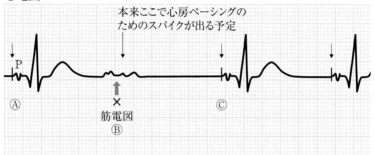

本来ここで心房ペーシングの
ためのスパイクが出る予定

▋心室ペーシング（VVI）の心電図

　心電図5は、設定心拍数60回／分の VVI のペースメーカーが作動しているものです。↓印の波形がスパイクです。スパイクの後に幅広いQRS波が出現するのが、VVI の心電図の特徴です。設定心拍数が60回／分なので（記録用紙で見ると1つのスパイクと次のスパイクの間まで25mm）、1つのスパイクが出てから25mm の間に自己QRS波が出現しない時には、再びペーシングしています。

心電図5

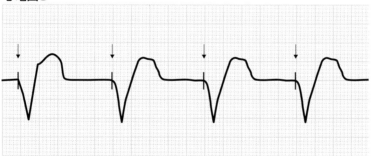

●VVIのペーシング不全

　心電図6は、設定心拍数60回／分の VVI のペースメーカーに、ペーシング不全が起きたものです。

　ペーシングが正常な場合、設定時間以内に自己のQRS波が出現しない時にはペーシングが作動して心室を刺激します。そしてスパイクの後には、自己QRS波が出現するはずです。ところが、Aでは、スパイクは出ていますが、その後

に出るはずのQRS波が出ていません。これは、刺激が出ることは出たのですが弱すぎたため、心室が正常に興奮しなかったことを表しています。これをペーシング不全といいます。

心電図6

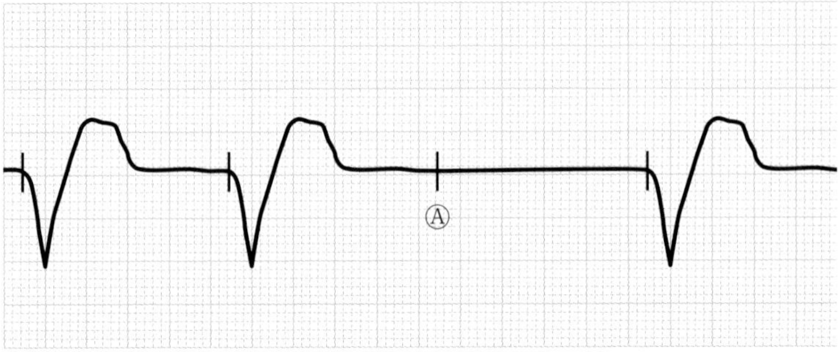

● VVIのアンダーセンシング不全

心電図７は、設定心拍数50回／分のVVIのペースメーカーに、アンダーセンシング不全が起きたものです。

センシングが正常な場合、前に出たスパイクから設定心拍数までの間に自己QRS波が出れば、次のペーシングは抑制されて出現しないはずです。ところが、Aの部分では、その直前に自己QRS波があるにもかかわらずスパイクが出現しています。

これは、自己QRS波の刺激を感知する機能が低下（アンダー）していることを意味します。これをアンダーセンシング不全といいます。

心電図7

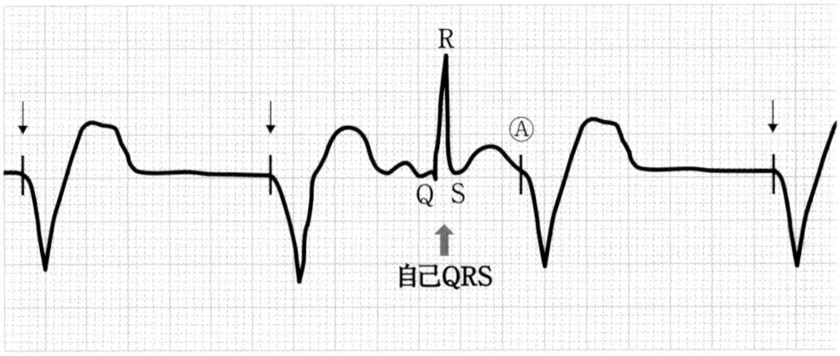

● VVIのオーバーセンシング不全

心電図８は、設定心拍数60回／分のペースメーカーに、オーバーセンシング不全が起きたものです。センシングが正常な場合は、自己QRS波のみを感知してペーシングが抑制されますが、自己波形がなければペーシングされます。

ところが、Aのあたりを見ると、その前のスパイクから20mmまでの間に自己QRSがあるかまたは20mmのあたりに心室ペーシングのためのスパイクと、

それに続くQRS波があるはずですが、見あたりません。これは筋電図を自己QRSと間違えて感知し、抑制機能が働いたためです。これは、刺激を感知する機能が高まりすぎていること（オーバー）を意味します。これをオーバーセンシング不全といいます。

心電図8

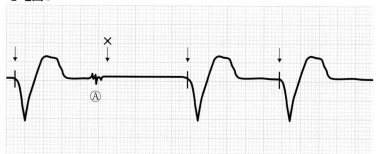

■心房心室ペーシング（DDD）の心電図

心電図9は、心拍数の下限設定60回／分、上限設定120回／分、AV delay0.24秒に設定されたDDDのペースメーカーが作動しているものです。

Aの①が心房ペーシングで、その後に自己P波が出現しています。設定されたAV delayが経過しても自己QRS波が出なかったので、A②の心室ペーシングが作動し、その後に幅広い自己QRS波が出現しています。

B①では、設定心拍数60回／分を経過しても自己P波が出なかったため、心房ペーシングが作動しています。そして0.24秒以内に自己QRS波が出現しているため、次の心室ペーシングは抑制されています。Cでは、設定心拍数の60回／分以内に自己P波が出現し、自己QRS波も出ているため、心房でも心室でもペーシングは行われていません。

この心電図は、一見するとスパイクが不規則に出ているように見えるので、何らかのペースメーカー不全があると勘違いしそうですが正常です。

心電図9

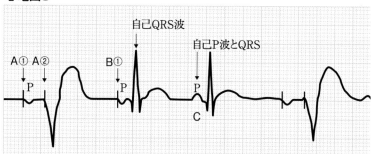

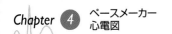

ペースメーカー不全が出現したら、どうする **?**

ただちに医師に報告し、12誘導心電図をとる

　ただちに医師に報告するとともに、12誘導心電図をとります。またバイタルサインを測定し、自覚症状の有無と程度を確認します。また、ペーシング不全なのか、センシング不全なのか、出現の頻度（1分間に何回か、連続しているかどうか）を観察するとともに、ペースメーカー不全出現時に、患者がどのような動作をしていたかを確認します。

　ペーシング不全の原因は、電池消耗、ペースメーカーの回路故障極離脱などが考えられます。正常にペーシングするようにするためには、ペーシングの出力を上げます。また、電極を再挿入する、もしくは一時的に体外式ペースメーカーに変更することもあります。

　アンダーセンシング不全の原因は、ペースメーカーの回路故障や自己P波、自己QRS波の大きさが不十分であることが考えられます。正常にセンシングするようにするためには、ペースメーカーの感度を上げます。また、一時的に体外式ペースメーカーに変更することもあります。

　オーバーセンシング不全の原因は、ペースメーカーの回路故障や電極異常、電磁気の影響などが考えられます。正常にセンシングするようにするためには、ペースメーカーの感度を下げます。また、一時的に体外式ペースメーカーに変更することもあります。

column
ペースメーカー心電図とペースメーカー不全

　ペースメーカー不全とは、ペースメーカーが設定どおりに作動しない状態をいいます。心疾患を持っていてペースメーカーを使っている患者は、ペースメーカーが作動しないと心臓がポンプの働きを保てなくなり、危険な状態に陥ります。そのため、心電図に異常が現れている時には、早急に対応しなくてはなりません。ペースメーカー不全は、モニター心電図でも確認することができます。ただし、急性心筋梗塞や狭心症の場合は、12誘導心電図での確認が必要となります。

　ペースメーカーの不全には、ペーシング不全とセンシング不全の2種類があります。ペーシング不全は、ペースメーカーから刺激が発生しているのに、心房および心室がこれに反応しない状態をいいます。

　センシング不全は、アンダーセンシング不全とオーバーセンシンググ不全に分かれます。

　アンダーセンシング不全は、ペースメーカーにあるセンシング機能が正常に作動していない状態です。本来は、自己P波および自己QRS波が出現すると、これを感知してペースメーカーによる刺激は抑制されるのですが、自己リズムを感知できずにペーシングが誤作動します。

　オーバーセンシング不全も、ペースメーカーにあるセンシング機能が正常に作動していない状態です。本来は、ペースメーカーは自己P波および自己QRS波のみを感知するのですが、それ以外の電気刺激も感知してしまう状態をいいます。

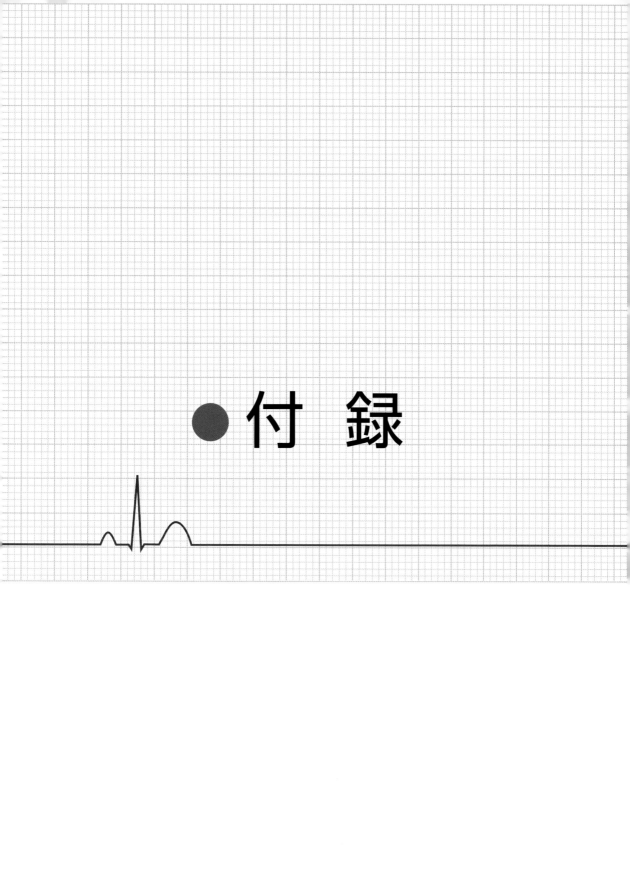

●付　録

よく使われる用語・略語

病名に関する略語

略　語	英　語	日本語
AAA	Abdominal Aortic Aneurysm	腹部大動脈瘤
AAE	Annuloaortic Ectasia	大動脈弁輪拡張症
AAS	Aortic Arch Syndrome	大動脈弓症候群
Ad-St synd.	Adams Stokes Syndrome	アダムス・ストークス症候群（→p90参照）
AI（Ai） 　＝AR	Aortic Insufficiency 　＝Aortic Regurgitation	大動脈弁閉鎖不全 　＝大動脈弁逆流症
AP（ANG） 　VSA	Angina Pectoris 　Vasospastic Angina 　Unstable Angina 　Variant Angina 　Effort Angina	狭心症（→p140参照） 攣縮性狭心症 不安定狭心症 異型狭心症 労作性狭心症
A-P window （APW）	Aortopulmonary Window 　＝Aortopulmonary Septal Defect 　＝Aortopulmonary Fenestration	大動脈肺動脈中隔欠損
ARF	Acute renal failure	急性腎不全
ARDS	Acute Respiratory Distress Syndrome	急性呼吸促進症候群
AS（As）	Aortic Stenosis	大動脈弁狭窄
ASD	Atrial Septal Defect	心房中隔欠損（→p154参照）
ASH	Asymmetrical Septal Hypertrophy	非対称性中隔肥厚
ASO	Arteriosclerosis Obliterans	閉塞性動脈硬化
Asplenia	Asplenic Syndrome	無脾症候群
AV Fistula	Arteriovenous Fistula	動静脈瘻
AVP	Aortic Valve Prolapse	大動脈弁逸脱症
AVSD	Atrioventricular septal defect	房室中隔欠損
	Absence of Pulmonary Valve	肺動脈弁欠損 　＝肺動脈弁欠如

	Aneurysm	動脈瘤
	Aneurysm of Ascending Aorta	上行大動脈瘤
	Aneurysm of Descending Aorta	下行大動脈瘤
	Aneurysm of Sinus Valsalva	バルサルバ洞動脈瘤
	Angioma	血管腫
	anomalous origin of coronary artery	冠状動脈起始異常
	Aortic Valve Atresia	大動脈弁閉鎖
	aortitis	大動脈炎
	Arteriosclerosis	動脈硬化症

略　語	英　語	日本語
BE	Bacterial Endocarditis	細菌性心内膜炎
BWG synd.	Bland-White-Garland syndrome	左状冠動脈肺動脈起始

略　語	英　語	日本語
CHD	Congenital Heart disease	先天性心疾患
CCHD	Cyanotic Congenital Heart disease	チアノーゼ性先天性心疾患
CHF	Congestive Heart Failure	うっ血性心不全
COA(Co／A)	Coarctation of the Aorta	大動脈縮窄症
Cor.AVF	Coronary Arteriovenous Fistula	冠状動脈瘻
Corr. TGA	Corrected Transposition of the Great Arteries	修正大血管転位症
=L-TGA	=L-Transposition of the Great Arteries	
CRF	Chronic Renal Failure	慢性腎不全
CVA	Cerebrovascular Accident	脳虚血発作
	cardiac sudden death	心臓突然死 =心臓性急死
	cerebral embolism	脳塞栓
	cerebral hemorrhage	脳出血
	cerebral infarction	脳梗塞
	Cor Pulmonale	肺性心
	Cor Triatriatum	三心房心

よく使われる用語・略語

付録

略　語	英　語	日本語
DA	Dissecting Aortic	大動脈解離
DCM	Dilated Cardiomyopathy	拡張型心筋症
DCRV	Double Chambered Right Ventricle	右室二腔症
Dext.	Dextrocardia	右胸心
DIC	Disseminated Intravascular Coagulopathy	播種性血管内凝固症候群
DM NIDDM	Diabetes Mellitus ＝Noninsulin Dependent Diabetes Mellitus	糖尿病 インスリン非依存性糖尿病
DORV	Double-Outlet Right Ventricle	両大血管右室起始症
DSAS	Discrete Subaortic Stenosis	大動脈弁下狭窄
	Down's syndrome	ダウン症候群

略　語	英　語	日本語
Ebstein	Ebstein's Anomaly ＝Ebstein's Malformation	エプスタイン奇形
ECD	Endocardial Cushion Defect	心内膜床欠損症
EFE	Endocardial Fibroelastosis	心内膜線弾性症
EM	Eisenmenger Complex	アイゼンメンジャー複合
	Endocarditis	心内膜炎
	Essential hypertension	本態性高血圧

略　語	英　語	日本語
HCM HOCM	Hypertrophic Cardiomyopathy Hypertrophic Obstructive Cardiomyopathy	肥大型心筋症（→p158参照） 肥大型閉塞性心筋症
Heterotaxia	Heterotaxic syndrome	心位異常症 ＝心房内臓錯位症
HHD	Hypertensive Heart Disease	高血圧性心疾患
HL	Hyperlipidemia	高脂血症
HLHS	Hypoplastic Left Heart Syndrome	左心低形成症候群

HPRH	Hypoplastic Right Heart	右心低形成
HT	Hypertension	高血圧
HU	Hyperuricemia	高尿酸血症
	Heart Tumor 　＝cardiac tumor	心臓腫瘍
	Hyperventilation Syndrome	過換気症候群
	Hypotension	低血圧

略　語	英　語	日本語
IAA	Interruption of the Aortic Arch	大動脈弓離断
ICM	Idiopathic Cardiomyopathy	突発性心筋症
IDPA	Idiopathic Dilatation of the Pulmonary Artery	特発性肺動脈拡張症
IE	Infectious Endocarditis	感染性心内膜炎
IHD	Ischemic Heart Disease	虚血性心疾患(→p136参照)
IHSS	Idiopathic Hypertrophic Subaortic Stenosis	特発性肥厚性大動脈弁下狭窄
Inf.PS	Infundibular Pulmonary Stenosis	漏斗部狭窄 　＝肺動脈弁下狭窄

略　語	英　語	日本語
Levo. 　Isolated Levo.	Levocardia 　Isolated Levocardia	左心症 　孤立性左心症
L-R shunt 　R-L shunt	Left to Right shunt 　Right to Left shunt	左右短絡 　右左短絡
LV-RA Comm. 　＝LV-RA shunt	Left Ventricular to Right Atrial Communication	左室右房交通症

略　語	英　語	日本語
MAPCA	Major Aortopulmonary Collateral Artery	巨大大動脈肺動脈側副血行路

MCLS	Mucocutaneous Lymphnode Syndrome	皮膚粘膜リンパ節症候群
	＝Kawasaki disease	＝川崎病
Med. tum.	**Mediastinal Tumor**	縦隔洞腫瘍
MI	**Myocardial Infarction**	心筋梗塞（→p144参照）
AMI	Acute Myocardial Infarction	急性心筋梗塞
OMI	Old Myocardial Infarction	陳旧性心筋梗塞
RMI	Recent Myocardial Infarction	亜急性心筋梗塞
PMI	Perioperative Myocardial Infarction	周術期心筋梗塞
MI（Mi）	**Mitral Insufficiency**	僧帽弁閉鎖不全
＝MR	＝Mitral Regurgitation	＝僧帽弁逆流症
MODS	**multiple organ disfunction syndrome**	多臓器不全症候群
MS（Ms）	**Mitral Stenosis**	僧帽弁狭窄症（→p150参照）
MVP	**Mitral Valve Prolapse**	僧帽弁逸脱症
	Myxoma	粘液腫

略　語	英　語	日本語
NCA	Neurocirculatory Asthenia	神経循環無力症
		＝心臓神経症
	Noonan syndrome	ヌーナン症候群

略　語	英　語	日本語
PAPVC	**Partial Anomalous Pulmonary Venous Connection**	部分肺静脈還流異常
＝PAPVD	＝Partial Anomalous Pulmonary Venous Drainage	
＝PAPVR	＝Partial Anomalous Pulmonary Venous Return	
PC	**Pericarditis Constrictiva**	収縮性心膜炎
	＝Constrictive Pericarditis	
PDA	**Patent Ductus Arteriosus**	動脈管開存症
PFO	**Patent Foramen Ovale**	卵円孔開存
PLSVC	**Persistent Left Superior Vena Cava**	左上大静脈残遺
PPA	**Pure Pulmonary Valve Atresia**	純型肺動脈弁閉鎖
PA	Pulmonary Valve Atresia	肺動脈弁閉鎖

PPH	Primary Pulmonary Hypertension	本態性肺高血圧症
PH	Pulmonary Hypertension	肺高血圧症
PPS	Pure Pulmonary Stenosis	純型肺動脈狭窄
PS	Pulmonary Stenosis	肺動脈狭窄
PR	Pulmonary Regurgitation	肺動脈弁逆流症
	Pneumonia	肺炎
	Pneumothorax	気胸
	Polysplenia Syndrome	多脾症候群
	Polycythemia	多血症 =赤血球増加症
	Postural orthostatic Hypotension	起立性低血圧症
	Pulmonary Edema	肺水腫
	Pulseless Disease	高安病 =大動脈炎症候群 =脈なし病

略　語	英　語	日本語
RAA	Right Aortic Arch	右側大動脈弓
RCM	Restrictive Cardiomyopathy	拘束型心筋症
RF	Rheumatic Fever	リウマチ熱

略　語	英　語	日本語
SAS	Subaortic Stenosis	大動脈弁下狭窄
SAT	Subacute thrombosis	亜急性血栓症
SBE	Subacute Bacterial Endocarditis	亜急性細菌性心内膜炎
SI	Situs Inversus	心房内臓逆位
SLE	Systemic Lupus Erythematosus	全身性エリテマトーデス =全身性紅斑性狼瘡
SSS	Sick Sinus Syndrome	洞機能不全症候群（→p91 参照）
SV	Single（right,left）Ventricle	単心室
SVASS（SASS）	Supravalvular Aortic Stenosis Syndrome ＝William's syndrome	大動脈弁上狭窄症候群 =ウイリアムス症候群

略　語	英　語	日本語
TA	Tricuspid Atresia	三尖弁閉鎖
TAA	Thoracic Aortic Aneurysm	胸部大動脈瘤
TAPVC 　＝TAPVD 　＝TAPVR	Total Anomolous Pulmonary Venous Connection 　＝Total Anomolous Pulmonary Venous Connection Drainage 　＝Total Anomolous Pulmonary Venous Connection Return	総肺静脈還流異常
TGA	Transposition of the Great Arteries	大血管転位症
TI(Ti) 　＝TR(Tr)	Tricuspid Insufficiency 　＝Tricuspid Regurgitation	三尖弁閉鎖不全
TIA	Transient Ischemic Attack	一過性脳虚血発作
TOF(T／F)	Tetralogy of Fallot	ファロー四徴症
Tr. Art.	Truncus Arteriosus Communis	総動脈幹症
TS(Ts)	Tricuspid Stenosis	三尖弁狭窄

略　語	英　語	日本語
Valv. PS	Valvular Pulmonary Stenosis	肺動脈弁狭窄
VSA	Vasospastic Angina	攣縮性狭心症
VSD	Ventricular Septal Defect	心室中隔欠損
VSP	Ventricular Septal perforation	心室中隔穿孔
	Varix	静脈瘤

略　語	英　語	日本語
WPW	Wolff-Parkinson-White syndrome	WPW症候群（→p56参照）

脈、リズム、刺激伝導に関する用語 ■ ■ ■ ■ ■ ■ ■

英　語	日本語
Rhythm	リズム
Regular	整
Irregular	不整
Arrhythmia	不整脈
Tachycardia	頻脈
Bradycardia	徐脈
Conduction	伝導
Sinus Node	洞結節
AV Node	房室結節
Sinus Rhythm	洞調律
AV Nodal Rhythm	房室結節調律
AV Junctional Rhythm	房室接合部補充調律（→p82参照）
Idioventricular Rhythm	心室性補充調律（→p84参照） ＝心室固有調律
Sinus Arrest	洞停止（→p50参照）
SA Block	洞房ブロック（→p88参照）
AV Block	房室ブロック（→p92～103参照）
Mobitz	モービッツ
Wenckebach	ウェンケバッハ
Complete AV Block	完全房室ブロック（→p103参照）
Right Bundle Branch Block（RBBB）	右脚ブロック（→p104参照）
Left Bundle Branch Block（LBBB）	左脚ブロック（→p108参照）
Escaped Beat	補充収縮
Atrial fibrillation（Af）	心房細動（→p62参照）
Atrial Flutter（AF）	心房粗動（→p66参照）
Ventricular fibrillation（Vf）	心室細動（→p78参照）
Ventricular Flutter（VF）	心室粗動
Paroxysmal Atrial Tachycardia（PAT）	発作性心房頻拍
Paroxysmal Supra Ventricular Tachycardia （PSVT）	発作性上室性頻拍（→p54参照）
Ventricular Tachycardia（VT） 　Paroxysmal Ventricular Tachycardia	心室性頻拍（→p74参照） 　発作性心室性頻拍
Atrioventricular Dissociation	房室解離
Cardiac Arrest	心停止
Premature Atrial Contraction（PAC）	心房性期外収縮（→p58参照）

Premature Ventricular Contraction（PVC）	心室性期外収縮（→p70参照）
Junctional Premature Contraction（JPC）	房室接合部期外収縮
Atrioventricular Reentrant Tachycardia（AVRT）	房室リエントリー性頻拍
Atrioventricular Node Reentrant Tachycardia（AVNRT）	房室結節リエントリー性頻拍
Sinus Node Reentrant Tachycardia（SNRT）	洞結節リエントリー性頻拍
Intraatrial Reentrant Tachycardia（IART）	心房内リエントリー性頻拍
Sustained VT	持続性心室性頻拍
Non-sustained VT	非持続性心室性頻拍

ペースメーカーに関する用語

英　語	日本語
Pacemaker（Pm）	ペースメーカー
Generator	ペースメーカー本体
Pacemaker implantation	ペースメーカー植込術
External Pacemaker	体外式ペースメーカー
Indirect Pacemaker	電極が直接心臓に接触していないペースメーカー
Internal Pacemaker	体内式ペースメーカー
Implanted Pacemaker	植込型ペースメーカー
Demand Pacemaker	デマンド型ペースメーカー
Fixed-rate Pacemaker	レート不変型ペースメーカー
Pacing failure	ペーシングフェラー
Rate response	心拍応答型
Sensing failure	センシングフェラー
Permanent pacing	永久的ペーシング
Temporary pacing	一時的ペーシング

計測に関する用語

略　語	英　語	日本語
Ht	Height	身長
Wt	Weight	体重
RR	Respiratory Rate	呼吸数
PR	Pulse Rate	脈拍数
HR	Heart Rate	心拍数
BT	Body Temperature	体温
BP	Blood Pressure	血圧
CTR	Cardiothoracic Ratio	心胸郭比
CVP	Central Venous Pressure	中心静脈圧
CO	Cardiac Output	心拍出量
SV	stroke volume	1回拍出量
CI	Cardiac Index	心係数
EF	Ejection Fraction	駆出率
LAP	Left Atrium Pressure	左房圧
RAP	Right Atrial Pressure	右房圧
RVP	Right Ventricular Pressure	右室圧
PAP	Pulmonary Artery Pressure	肺動脈圧
PAWP	Pulmonary Artery Wedge Pressure	肺動脈楔入圧
BSA	Body Surface Area	体表面積
SG	Specific Gravity	比重
SG	Swan-Ganz catheter	スワンガンツカテーテル

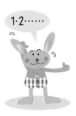

心電図波形確認テスト この波形は？

解答は181ページ

この不整脈は

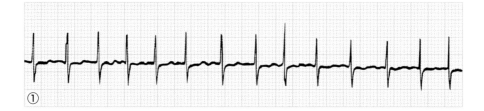

①

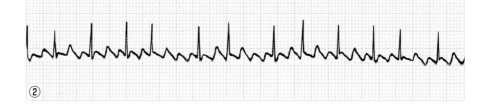

②

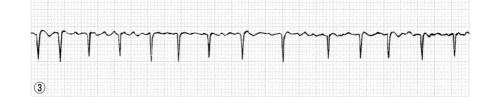

③

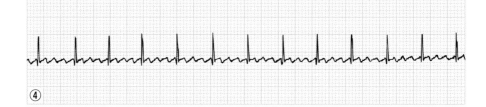

④

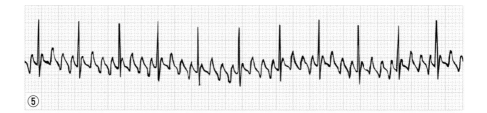

⑤

⑥

⑦

⑧

⑨

⑩

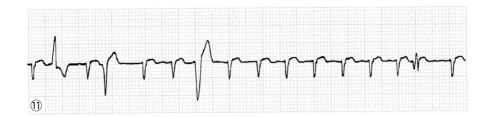

⑪

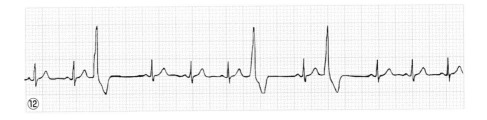

⑫

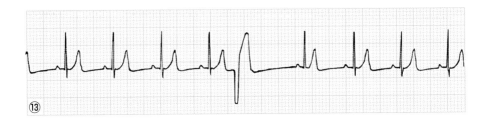

⑬

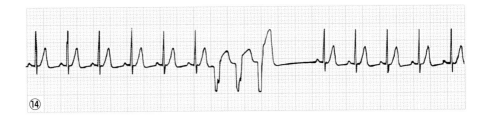

⑭

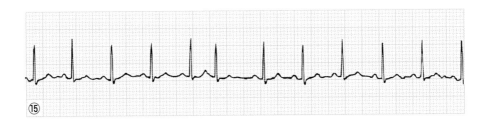

⑮

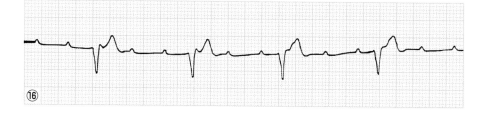

⑯

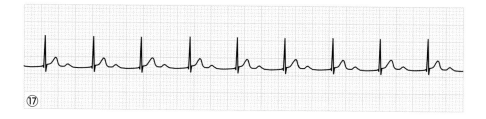

⑰

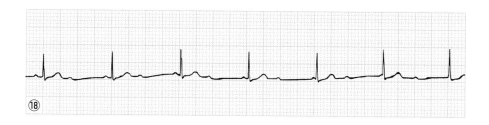

⑱

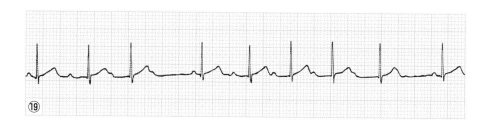

⑲

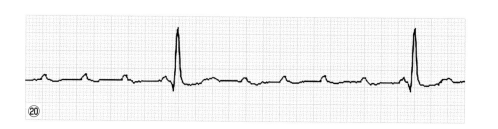

⑳

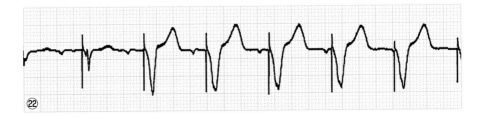

㉑

㉒

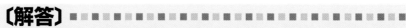

〔解答〕

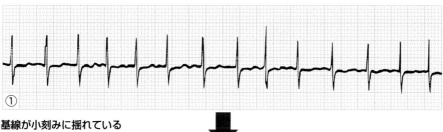

基線が小刻みに揺れている
RR間隔は一定ではない
P波がない

→ 心房細動AF

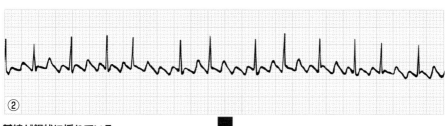

基線が鋸状に揺れている
RR間隔は一定ではない
P波がない
伝導比も不定

→ 心房粗動AFL

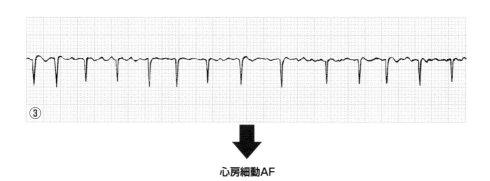

→ 心房細動AF

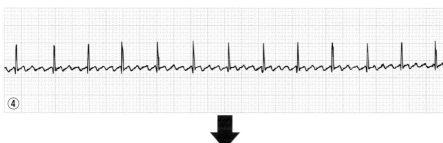

→ 心房粗動AFL

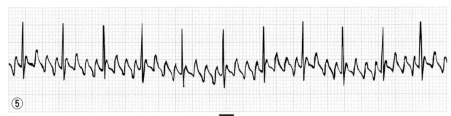

⑤

心房粗動AFL

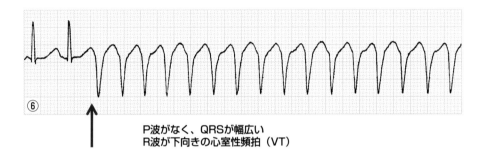

⑥

P波がなく、QRSが幅広い
R波が下向きの心室性頻拍（VT）

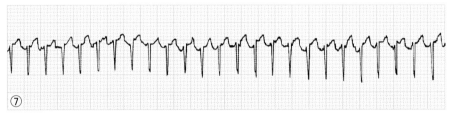

⑦

P波はあるが、T波と重なっていてわかりにくい。
QRSは、狭く正常範囲内
発作性上室性頻拍（PSVT）

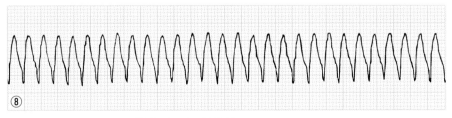

⑧

P波がなく、QRSが幅広い
R波が下向きの心室性頻拍（VT）
⑥の心室性頻拍VTと比較すると、Rがはっきりしていない
→心拍出量はほとんどないと思われる

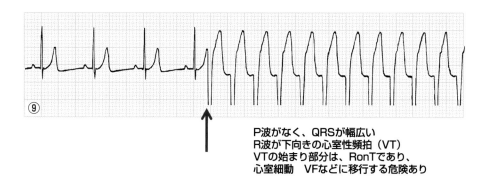

⑨

P波がなく、QRSが幅広い
R波が下向きの心室性頻拍（VT）
VTの始まり部分は、RonTであり、
心室細動　VFなどに移行する危険あり

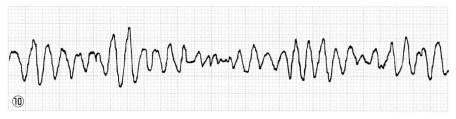

⑩

心室細動（VF）

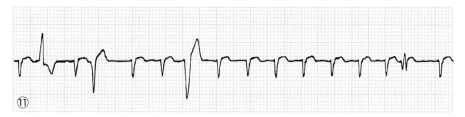

⑪

多形成・多原性心室性期外収縮

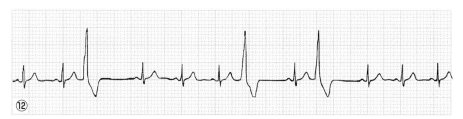

⑫

単発性心室性期外収縮

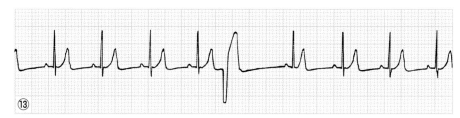

単発性心室性期外収縮

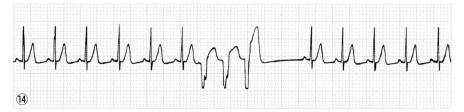

心室性期外収縮　3連発

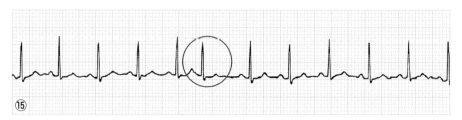

心房性期外収縮：異所性P波があるが、T波と重なりわかりにくい

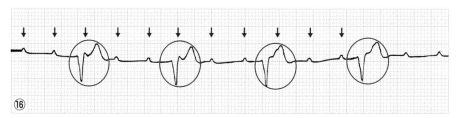

P波とQRSがまったく関係なく出ている完全房室ブロック（CAV）

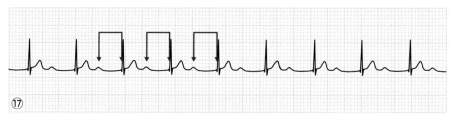

PQ間隔が延長している
PQ＝8mm　　0.04sec×8＝0.32sec

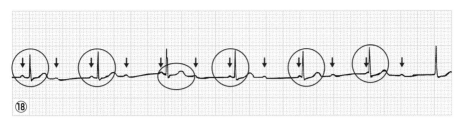

P波とQRSがまったく関係なく出ている完全房室ブロック（CAVB）

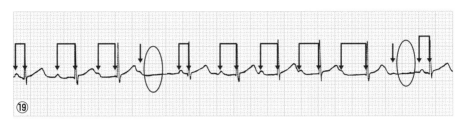

PQ間隔が徐々に延長し、QRSが脱落ウェンケバッハ型のⅡ度房室ブロック

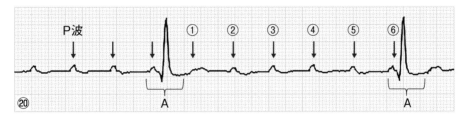

P波は等間隔に出現しているが、すべてのp波にQRSが続いているわけではなく、6回に1回の割合でP波の後にQRSがある（A）。つまり、6：1伝導の高度房室ブロック

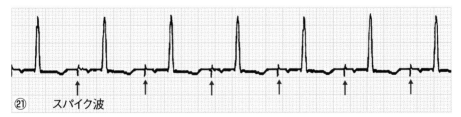

スパイク波のあとに小さな波形が出現その後、自己のQRS波が出現しているこれは、心房のスパイク波であり、スパイクの後の小さな波形は、正常とは形の異なるp波つまり、心房ペーシングの心電図

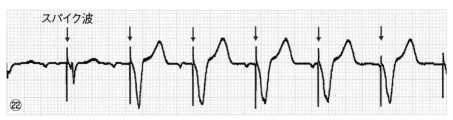

大きなスパイク波のあとに、大きな波形が出現しており、これは正常とは形の異なるQRS波p波もあるが、QRSとは関係なく出現している。つまり、心室ペーシングの心電図

▍参考文献

赤塚宣治ほか監修：病気がみえる vol.2 循環器疾患 第 1 版、MEDIC MEDIA、2003

奥出潤著：これならわかる！　かんたんポイント心電図、医学書院、2003

北風政史監修：見て慣れて覚える心電図ガイド、医学芸術社、2005

堺　章著：目でみるからだのメカニズム、医学書院、1998

榊原記念病院看護部編著：別冊「ナーシング・トゥディ」⑧心電図コンプレックスをなくそう、日本看護協会出版会、1996

杉山貢監修：高度な心肺蘇生法 ACLS 完全マスター、医学芸術社、2004

田中喜美夫著：モニター心電図なんて恐くない　改訂版、医学芸術社、2005

田中喜美夫著：右脳で覚える 12 誘導心電図、医学芸術社、2004

田辺恵子著：心症例ごとの心電図の見方とケア：基礎から応用まで 急性心筋梗塞の合併症としての不整脈の見方と看護、護技術、46（7）、58-65、2000

辻孝子著：症例ごとの心電図の見方とケア：基礎から応用まで ペースメーカー心電図の見方と看護、看護技術、46（7）、72-79、2000

徳野慎一監修：エキスパートナース 2004 年 11 月臨時増刊号　心電図波形見きわめ完全ガイド、照林杜、2004

中村恵子、柳澤厚生監修：ナースのための NEW 心電図の教室、学習研究社、2005

中本智美著：症例ごとの心電図の見方とケア：基礎から応用まで 虚血性心疾患の心電図の見方と看護、看護技術、46（7）、66-71、2000

細川亜希子著：心電図の基本、ABC ③不整脈の解析、看護技術、46（7）、38-51、2000

松村讓兒著：人体解剖ビジュアル―からだの仕組みと病気―、医学芸術社、2005

三浦稚郁子著：心電図の基本、ABC ①心電図のとり方、看護技術、46（7）、18-29、2000

三浦稚郁子著：不整脈をもつ患者の看護―不整脈の早期発見のためのモニタリングと不整脈出現時の対応―、臨床看護、21（11）、1633-1639、1995

三宅良彦責任編集：エキスパートナース MOOK 38　今さら聞けないモニター心電図、照林社、2001

村松準：心電図と不整脈の手びき　改訂第 3 版、南山堂、2000

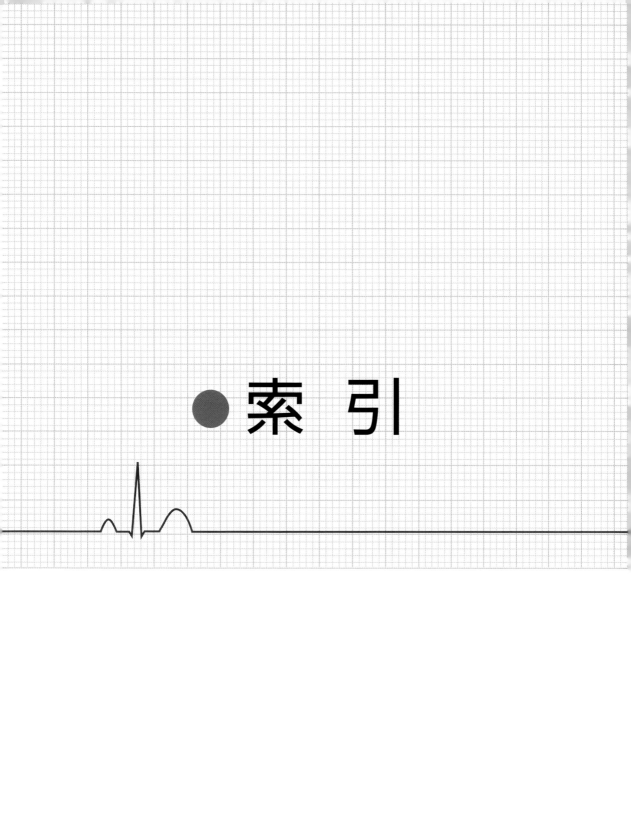

索 引

和文索引

あ

アーティファクト	6, 19
アイゼンメンジャー症候群	144
アイントーフェンの三角形	22
アセチルコリン	59
アダムス・ストークス症候群	99
安静時狭心症	127
アンダーセンシング不全	158

い

意識消失	57
異所性刺激生成	41
一時的ペースメーカー	152

う

ウェンケバッハ型	105
右脚	13, 15
右脚ブロック	113
右心房	12, 14, 141
運動負荷心電図	18

え

壊死	123
エルゴメーター検査	18

お

オーバーセンシング不全	158

か

学童期不整脈	55
下大静脈	10, 12
カテーテル焼灼法	63
冠状動脈	122
冠状動脈疾患	59
完全右脚ブロック	115
完全左脚ブロック	118
冠攣縮性狭心症	127

き

期外収縮	42, 55, 65,
基線	19
基礎疾患	12, 68, 71
急性冠症候群	124
急性心筋炎	146
狭心症	122

き(右段)

胸部誘導	20, 24
虚血	123
虚血性心疾患	122
記録用紙	35, 159

く

クレアチンキナーゼ	133

け

血管壁	127
結節間伝導路	13, 40
ケント束	63

こ

下降型（S型）下降	128
恒久的ペースメーカー	152
呼吸性不整脈	54, 55
コリンエステラーゼ	59

さ

サイナス・アレスト	57
サイナス・リズム	43, 44, 46, 50, 55, 57
左脚	13, 15
左脚ブロック	117
左心房	12, 139
左房負荷	140

し

ジキタリス投与	55, 104
刺激生成異常	41, 62
刺激伝導異常	41
刺激伝導系	8, 13, 30, 4, 62
四肢誘導	22, 114
持続性頻拍	84
自動能	9, 11, 61
受攻期	79
上大静脈	10
静脈血	10, 145
徐脈	42, 50, 95, 133, 152
徐脈性不整脈	152
心筋梗塞	122
心筋細胞	11, 12, 147
心筋障害	55
心室細動	87
心室性期外収縮	77
心室性頻拍	82
心室調律	110

はじめての看護
心電図 A to Z

監修者	三浦稚郁子
発行人	中村雅彦
発行所	株式会社サイオ出版
	〒101-0054
	東京都千代田区神田錦町 3-6　錦町スクウェアビル 7 階
	TEL 03-3518-9434　　FAX 03-3518-9435
カバーデザイン	株式会社メデューム
DTP	株式会社メデューム
本文イラスト	黒はむ、日本グラフィックス
印刷・製本	株式会社朝陽会

2020 年 8 月 10 日　第 1 版第 1 刷発行　　ISBN 978-4-907176-88-4　　Ⓒ Chikako Miura
●ショメイ：ハジメテノカンゴ シンデンズ エートゥゼット
乱丁本、落丁本はお取り替えします。

本書の無断転載、複製、頒布、公衆送信、翻訳、翻案などを禁じます。本書に掲載する著者物の複製権、翻訳権、上映権、譲渡権、公衆送信権、通信可能化権は、株式会社サイオ出版が管理します。本書を代行業者など第三者に依頼し、スキャニングやデジタル化することは、個人や家庭内利用であっても、著作権上、認められておりません。

JCOPY ＜出版者著作権管理機構 委託出版物＞
本書の複製は著作権法上での例外を除き禁じられています。複製される場合は、そのつど事前に、（社）出版者著作権管理機構（電話 03-5244-5088、FAX 03-5244-5089、e-mail: info@jcopy.or.jp）の許諾を得てください。